U0132047

医林新论
恭寿堂诊集

浙派中医

浙派中医丛书·原著系列第一辑

浙江省社会科学界联合会研究课题（项目编号：2015Z010）

清·陆圻 著

周坚 林士毅 刘时觉 校注

全国百佳图书出版单位
中国中医药出版社
·北 京·

图书在版编目（CIP）数据

医林新论；恭寿堂诊集 /（清）陆圻著；周坚，林士毅，刘时觉校注 .—北京：中国中医药出版社，2021.12

（浙派中医丛书）

ISBN 978-7-5132-7277-3

Ⅰ . ①医… Ⅱ . ①陆… ②周… ③林… ④刘…
Ⅲ . ①中国医药学—中国—清代 Ⅳ . ① R2-52

中国版本图书馆 CIP 数据核字（2021）第 223584 号

中国中医药出版社出版

北京经济技术开发区科创十三街 31 号院二区 8 号楼

邮政编码 100176

传真 010-64405721

山东润声印务有限公司印刷

各地新华书店经销

开本 710×1000 1/16 印张 6.75 字数 74 千字

2021 年 12 月第 1 版 2021 年 12 月第 1 次印刷

书号 ISBN 978-7-5132-7277-3

定价 35.00 元

网址 www.cptcm.com

服务热线 010-64405510

购书热线 010-89535836

维权打假 010-64405753

微信服务号 zgzyycbs

微商城网址 https://kdt.im/LIdUGr

官方微博 http://e.weibo.com/cptcm

天猫旗舰店网址 https://zgzyycbs.tmall.com

如有印装质量问题请与本社出版部联系（010-64405510）

《浙派中医丛书》组织机构

指导委员会

主任委员 张　平　曹启峰　谢国建　肖鲁伟　范永升
柴可群

副主任委员 蔡利辉　胡智明　黄飞华　王晓鸣

委　　员 郑名友　陈良敏　程　林　赵桂芝　姜　洋

专家组

组　长 盛增秀　朱建平

副组长 肖鲁伟　范永升　连建伟　王晓鸣　刘时觉

成　员（以姓氏笔画为序）

王　英　朱德明　竹剑平　江凌圳　沈钦荣
陈永灿　郑　洪　胡　滨

项目办公室

办公室 浙江省中医药研究院中医文献信息研究所

主　任 江凌圳

副主任 庄爱文　李晓寅

《浙派中医丛书》编委会

总　序

浙江位居我国东南沿海，地灵人杰，人文荟萃，文化底蕴十分深厚，素有“文化之邦”的美誉。就拿中医中药来说，在其发展的历史长河中，历代名家辈出，著述琳琅满目，取得了极其辉煌的成就。

由于浙江省内地域不同，中医传承脉络有异，从而形成了一批各具特色的医学流派，使中医学术呈现出百花齐放、百家争鸣的繁荣景象。其中丹溪学派、温补学派、钱塘医派、永嘉医派、绍派伤寒等最负盛名，影响遍及海内外。临床各科更是异彩纷呈，涌现出诸多颇具名望的专科流派，如宁波宋氏妇科和董氏儿科、湖州凌氏针灸、武康姚氏世医、桐乡陈木扇女科、萧山竹林寺女科、绍兴三六九伤科，等等，至今仍为当地百姓的健康保驾护航，厥功甚伟。

值得一提的是，古往今来，浙江省中医药界还出现了为数众多的知名品牌，如著名道地药材“浙八味”、名老药店“胡庆余堂”等，更是名驰遐迩，誉享全国。由是观之，这些宝贵的学术流派和中医药财富，很值得传承与弘扬。

有鉴于此，浙江省中医药学会为发扬光大浙江省中医药学术流派精华，凝练浙江中医药学术流派的区域特点和学术内涵，由对浙江中医药学术流派有深入研究的浙江中医药大学原校长范永升教授亲自领衔，凝心聚力，集思广益，最终打出了“浙派中医”这面能代表浙江省中医药特色、优势和成就的大旗。此举，得到了浙江省委省政府、浙江省卫生健康委员会和浙江省中医药管理局的热情鼓励和大力支持。

《中共浙江省委 浙江省人民政府 关于促进中医药传承创新发展的实施意见》中提出要“打造‘浙派中医’文化品牌，实施‘浙派中医’传承创新工程，深入开展中医药文化推进行动计划。加强中医药传统文献研究，编撰‘浙派中医’系列丛书”。浙江省中医药学会先后在省内各地多次举办有关“浙派中医”的巡讲和培训等学术活动，气氛热烈，形势喜人。

浙江省中医药研究院中医文献信息研究所为贯彻习近平总书记关于中医药工作的重要论述精神和《中共浙江省委 浙江省人民政府 关于促进中医药传承创新发展的实施意见》，结合该所的专业特长，组织省内有关单位和人员，主动申报并承担了浙江省中医药科技计划“《浙派中医》系列研究丛书编撰工程”，省中医药管理局将其列入中医药现代化专项。在课题实施过程中，项目组人员不辞辛劳，在广搜文献、深入调研的基础上，按《浙派中医丛书》编写计划，分原著系列、专题系列、品牌系列三大板块，殚心竭力地进行编撰。目前首批专著即将付梓，我感到非常欣慰。

我生在浙江，长在浙江，在浙江从事中医药事业已经五十余年，虽然年近九秩，但是继承发扬中医药的初心不改。我十分感谢为首批专著出版付出辛勤劳作的同志们。专著的陆续出版，必将为我省医学史的研究增添浓重一笔，必将会对我省乃至全国中医药学术流派的传承和创新起到促进作用。我更期望我省中医人努力奋斗，砥砺前行，将“浙派中医”的整理研究工作做得更好，把这张“金名片”擦得更亮，为建设浙江中医药强省做出更大的贡献。

葛琳仪

写于辛丑年孟春

注：葛琳仪，国医大师、浙江中医学院原院长

前言

“浙派中医”是浙江省中医学术流派的概称，是浙江省中医药学术的一张熠熠生辉的“金名片”。近年来，在上级主管部门的支持下，浙江省中医界正在开展规模宏大的浙派中医的传承和弘扬工作，根据浙江省卫生健康委员会、浙江省文化和旅游厅、浙江省中医药管理局印发的《浙江省中医药文化推进行动计划》（2019—2025 年）的通知精神，特别是主要任务中打造“浙派中医”文化品牌——编撰中医药文化丛书，梳理浙江中医药发展源流与脉络，整理医学文献古籍，出版浙江中医药文化、“浙派中医”历代文献精华、名医学术精华、流派世家研究精华、“浙产名药”博览等丛书，全面展现浙江中医药学术与文化成就。根据这一任务，2019 年浙江省中医药研究院中医文献信息研究所策划了《浙派中医丛书》（原著、专题、品牌系列）编撰工程，总体计划出书 60 种，得到浙江省中医药现代化专项的支持，立项（项目编号 2020ZX002）启动。

《浙派中医丛书》原著系列指对“浙派中医”历代文献精华，特别是重要的代表性古籍，按照中华中医药学会 2012 年版《中医古籍整理规范》进行整理研究，包括作者和成书考证、版本调研、原文标点、注释、校勘、学术思想研究等，形成传世、通行点校本，陆续出版，尤其是对从未整理过的善本、孤本进行影印出版，以期进一步整理研究；专题系列指对“浙派中医”的学派、医派、中医专科流派等进行系统地介绍，深入挖掘其临床经验和学术思想，切实地做好文献为临床服务；品牌系列指将名医杨继洲、朱丹溪，名店胡庆余堂，名药浙八味等在浙江地域甚至国内外享有较高知名度的人、物进行整理研究编纂成书，突出文化内涵和打造文化品牌。

《浙派中医丛书》从 2020 年启动以来，得到了浙江省人民政府、浙江省卫生健康委员会、浙江省中医药管理局的大力支持，得到了浙江省内和国内对浙派中医有长期研究的文献整理研究人员的积极参与，涉及单位逾十家，作者上百位，大家有一个共同的心愿，就是要把“浙派中医”这张“金名片”擦得更亮，进一步提高浙江中医药大省在海内外的知名度和影响力。

2020 年，我们经历了新冠肺炎疫情，版本调研多次受阻，线下会议多次受到影响，专家意见反复碰撞，尽管任务艰巨，但我们始终满怀信心，在反复沟通中摸索，在不断摸索中积累，原著系列第一辑陆续出版，为今后专题系列、品牌系列书籍的陆续问世开了一个好头。

科学有险阻，苦战能过关。只要我们艰苦奋斗，协作攻关，《浙派中医丛书》的编撰工程，一定能胜利完成，殷切期望读者多提宝贵意见和建议，使我们将这项功在当代，利在千秋的大事做得更强更好。

《浙派中医丛书》编委会

2021 年 4 月

校注说明

陆圻（1614—？），字丽京，一字景宣，号讲山，浙江钱塘（今杭州）人。少明敏善思，早负诗名，在文学上造诣极高，曾与陈子龙、丁澎、柴绍炳、孙治等结登楼社，吟诗唱和，世称“西泠十子”。其性至孝，尝割股疗母病，久而知医，著有《医林口谱》四卷、《医林新论》二卷、《恭寿堂诊集》，另有《伤寒捷书》《灵兰墨守》《本草丹台录》等，未见刊行。明亡后，陆圻于顺治二年（1645）绝意功名，徙业为医，“卖药海宁之长安市”，因医术高明，求治者甚多，以致出现“户外履无算”的壮观场面。康熙二年（1663），陆氏受庄廷钺《明史辑略》案的株连，下狱论死，经多方营救，无罪开释，后云游四海，不知所终。

《医林新论》二卷，有医论十二篇，约成书于顺治十年（1653）。全书围绕常见临床和学术问题，结合经典理论，提出作者的观点及解决方法。全书引经据典，行文流畅，文辞精美，展示了陆圻扎实的医学理论和高超的文学修养，具有重要的学术和文化价值。《恭寿堂诊集》附于陆圻文集《威凤堂集》之中，成书年代不详，不分卷，记载临证医案四十八则，涉及伤寒、内科及妇科。全书案例简明扼要，理法方药清晰明了，某些医案后还附有病家感谢信札和致谢诗词，具有重要的临床应用价值和文学欣赏价值。两书中个别医论和医案存在荒诞不经或不科学的内容，属瑕不掩瑜，应批判对待。

本次整理，《医林新论》以浙江省中医药研究院所藏清抄本为底本，《恭寿堂诊集》以南开大学图书馆所藏清抄本为底本，以上版本均系目前国内唯一版本，参考《黄帝内经》《伤寒论》《金匮要略》等有关书籍对全书进行校注，力求保持本书原貌。

本书校注的原则和方法，具体如下：

1. 原书为繁体字竖排，统一改为简体字横排，加以现代标点。

2. 原书底本无误，校本有误者，不出校记；底本与校本互异，义均可通，以底本义胜者，不出校记；底本与校本互异，义均可通，以校本义胜者，不改原文，出校记说明；底本与校本互异，义均可通，难以遽定优劣者，出异文校记，供读者参考；底本确为讹错，则改正底本，出校记说明。

3. 原书中异体字、古字、俗写字统一以规范字律齐，不出校记。对通假字、避讳字不改动，出注，予以书证。对难字、僻字皆加以注释并注音，注音采取拼音和直音相结合的方法，如无浅显的同音汉字，则只标拼音。

4. 原书中如“己”“已”“巳”不分，“曰”“日”不分，或系一般形近之误者，据文义径改。

5. 原书脱文，或模糊不清难以辨认且无法补阙者，则以虚阙号“□”按脱字数一一补入，如无法统计字数的，则用不定虚阙号“〼”补入，不出校记。

6. 原书中的眉批，另体小字排列，前加［批］，置于正文相应处。

7. 原书引用他人论述，每有裁剪省略或添加己见，为保持原貌，一般不予改动，不出校记。若与原意有悖，或与事实不符者，出校记说明。

8.《医林新论》原书末抄有《果堂集·释骨》一篇，非陆圻所著，故删去。

9.《恭寿堂诊集》原书无目录，医案无标题，为便于检索阅读，依据医案内容增补标题和目录，并与《医林新论》目录合并，置于本书正文之前。

校注者

2021 年 10 月

目　录

医林新论

恭寿堂诊集

医林新论

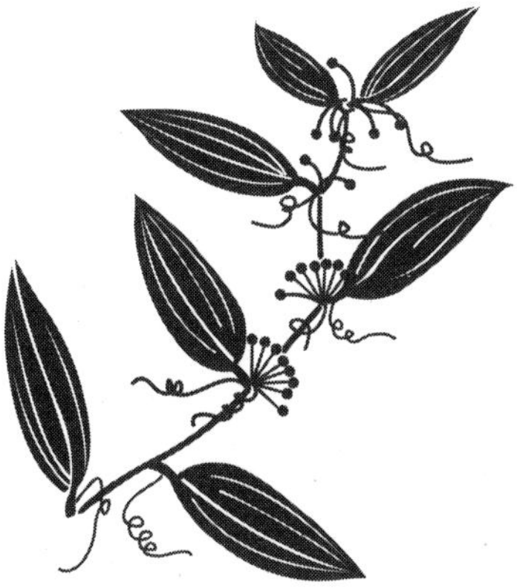

题签

陆圻，字丽京，号讲山，武林耆宿，为西泠十子之冠。晚年远游不归，或云在岭南为僧，释名今龙，或云隐武当为道士，终莫得而详也。洪昇昉思《答人绝句》云：君问西泠陆讲山，飘然一盋①竟忘还。乘云或化孤飞鹤，来往天台雁宕②间。

己丑夏初，雨窗无事，偶读《渔洋诗话》，录之《新论》之上，以识先生之始末。

后学陈灿

张石顽《医通》中采入数则，别书中不径见，《金鉴》亦从《医通》中采入。

灿又识

① 盋：疑作“盋”，同“钵”。《广韵·末韵》：“钵，钵器也，亦作盋。”
② 宕：《正字通》：“与荡通。”

序

医者，圣贤之肇始，而神仙之所从事也。神农、黄帝创辟方书，欲登斯民于仁寿之域。盖非圣贤不为功，而葛稚川、陶弘景、孙思邈之徒，服食翀举[①]者，不一而足，岂非神仙之可坐致者哉？乃今人材质驽[②]下，略涉灵兰，不肯竟学，便以一刀圭[③]为人治病，其实愍[④]度道人，权以救饥，而诩[⑤]然自号为良医。嗟乎！医道之敝，一至此哉！予束发受书，颇习举子业，数赴乡闱[⑥]被落，因得精心《灵》《素》，并著《颐生微论》等书，幸为四方所许，而谓可治起沉痼，往往有验。即予及门多人，颇不乏洞见一方者，而此外经营天下三十年，终未见一同方合志者而心折之也。独丽京陆子，以诊籍相投，又手书问质疑难数十条，余读之不觉心折其名通[⑦]，而称为近代所稀有也。丽京之于医，其学博，其思精，既能兼备众美，又能迎合病机，三吴人士，一时辐

① 翀（chōng 冲）举：成仙升天。翀，向上直飞。
② 驽：劣马，比喻愚钝无能。
③ 刀圭：量药的器具。
④ 愍（mǐn 敏）：怜悯，哀怜。
⑤ 诩：夸耀。
⑥ 闱：科举时代对考场的称谓。
⑦ 名通：通达合理。

辏[1]，致有仓扁之目。而予以为仓扁专于医者，不足以尽丽京也。丽京尊人梦鹤先生，起家甲科名宦，海内共推师表，而丽京少年举明经，弘才博学，为当今词赋之冠。今乃其余技又能全活多人，盖殷中军[2]之妙解经方，羊敬元[3]之善疗危困，偶一为之而适造于神奇也。至丽京著书充栋，今且出《新论》一编问世，其余将次第广之好事，以为济世之标的焉。余窥陆子坎壈[4]失职而颓然自放，有终焉之志。殆如敬舆[5]之不负所学，而好为《集验方》也。区区良医云尔哉！

时顺治癸巳云间同学弟李中梓拜手题

① 辐辏：车辐的一头聚集在毂上，形容人或物聚集在一块儿。

② 殷中军：即殷浩，字渊源，陈郡长平（今河南西华）人，东晋名臣，官拜中军将军，精通医术。

③ 羊敬元：即羊欣，泰山南城（今山东费县）人，南朝宋著名书法家，兼通医术。

④ 坎壈：当为“坎廪”，困顿，不顺利。《楚辞·九辩》：“坎廪兮，贫士失职而志不平。”

⑤ 敬舆：即陆贽，吴郡嘉兴（今浙江嘉兴）人，唐代著名政治家、文学家，著《陆氏集验方》五十卷。

补中益气论

东垣先生特立补中益气汤，盖为脾胃不足、肾肝有余者设也。以三焦论之，脾胃不足，则是中焦不足；肝肾有余，则是下焦有余也。《内经》云：阴精所奉其人寿，阳精所降其人夭。是故用参、芪、术、草以补中州之元气，而稍用陈皮以推陈而致新。至如肝肾两经之补药，则东垣不之用也。岂惟不用，又从而升举之，乃用柴胡、升麻以提下焦真气，使之上行，以奉中黄之土。犹之朝廷空虚，而责之维正之供[①]；国计攸关，而取之则壤之赋。自非民安物阜可以必具，输将恐后乎。按《本草》，柴胡引厥阴清气上行于左，升麻引阳明清气上行于右。而柴胡条下又有云：若下元虚，谓之下绝，决不可用。升麻条下又有云：上实下虚，切勿轻投。今人胡为，但执成方，而乃不问下焦虚实，一概尝试之乎。［批］今人混用柴、升，岂未详考《本草》耶？且东垣本方独于柴、升二味自注云：不可多用。此明明以肾肝有余者，亦不过稍稍提之，以为胃气之助。而若其元阳亏乏，根蒂几希者，则急当加以实下之药，而柴、升二味所当痛戒者也。况东垣之定此方也，其言曰，脾胃既虚，则下流于肾肝，阴火得以乘其土位。夫

① 维正之供：古代法定百姓交纳的赋税。维，当作“惟“。

脾胃之气不上行而下流，则并于肝肾，是肝肾原自无病，而承脾胃之下流，即其气愈盛矣。盛满者泻之，此柴、升之所以必用也。然此为下实而清阳下陷者言之，非为下虚而清阳不升者言之也。倘人之两尺虚微者，或是癸水销竭，或是命门火衰，若再一升提，则如大木将摇而先拨[①]其本实，枯条垂落而更拔其根荄[②]，寿命难期，危亡立至，此予所为[③]痛哭流涕而告之世人者也。［批］柴、升可用不可用，全以两尺虚实为据。乃若云间张子固，初患脾肾泄，此正宜四神、八味峻实下焦，而服补中益气汤十剂，更加喘嗽浮肿，子固遂死。娄东盛泰昭亦患脾肾泄，误用补中益气汤后，变膈噎翻胃，而泰昭亦亡。此外有一提而火升于颠顶，一提而气逆于心胸，更有一提而饮食不能入，溲便不能禁者，此皆为柴、升所累也。予尝诊脾肾虚乏之人，其下焦充实，可用升提者，十不过一二，而上焦心气不足，下焦肝肾俱虚者，十尝八九也。［批］果系寸关空虚、两尺有力者，柴、升在所必用。语云：脾胃虚者，要当益少火以助其生气，又当补心火以固其母气。予每于补中益气汤中汰去柴、升，加远志、五味以养心，用杜仲、山茱萸以壮肾，而兼用当归以濡阴血。服之者，五脏通调，三焦液洽，阴阳迭运，荣卫宣流，此则安上全下之良规，永世无弊者也。比之周书，有发粟散财之美；通之易理，无损下益上之忧。其于东垣本方，犹之鲁男子善学柳下惠，期于至善而不袭其为者也。［批］词义之美，俱少入汉魏六朝，近代医书无此手笔。为立良相调元汤于后。

---

① 拨：断绝，折。

② 荄（gāi 该）：草根。

③ 为：通“谓”。《墨子·公输》：“宋，所为无雉兔狐狸者也。”

良相调元汤

人参去芦，一钱　黄芪蜜炙，一钱　白术土炒，一钱五分　甘草五分　归身酒洗，一钱　五味子炒、研，七粒　远志去心、煮，一钱　茯苓一钱　杜仲盐酒炒断丝，一钱　山茱萸去核，一钱

上加生姜三片、大枣二枚凡用枣，俱去核，食远服。

脏气虚寒者，加桂、附、补骨脂；元气虚者，倍人参；表气虚者，倍用芪；脾胃气虚者，倍用术；脾泻者，去归身，加肉果面包、火煨、去油、研；肺虚有火及津液少者，加麦门冬去心；郁滞者，去五味子，加磨木香汁三五匙勿见火；血虚有火者，加生地、熟地、丹皮、白芍之类俱酒炒；虚痞凝滞者，加陈皮五分，快利者不用；有痰者，加制半夏。

此方四时俱可调理。春加秦艽；夏去茯苓，加茯神、白扁豆炒、研；秋倍五味子；冬去生姜，加煨姜。久久服之，可无疟痢吐泻之患。羸弱人将成劳怯者早服之，可不成劳也。

若血热有火之劳须用清凉药者，亦不宜用此。凡一应风寒在表在里，其人有余者，及有实火实积不宜补者，俱不可用。

审是下实，方可升提，此语最为扼要。但下实须在尺脉中看，尺脉若虚，而混用柴、升，则倒拔其本矣。慎之，慎之！

暑月调神论

凡人于暑月多病者，盖以肺肾两脏受克也。[批] 归重肺肾两

脏，可谓提纲挈领。肺主辛金，肾为癸水。当长夏火盛之时，则金须囚伏，值夏季土旺之候，则水被刑伤。宜乎虚人遇之，中暑中暍、吐泻疟痢之症往往而见也。东垣有云，脾胃虚弱之人，遇三伏之时，庚金受囚，津亡汗泻，更逢湿旺助热为邪，西北二方，寒清绝矣。于时身重短气，甚则四肢萎软，行步不正，脚攲①眼黑欲倒，矇矇如烟雾中，不知身之所有，此肾水与膀胱俱竭之候也。夫东垣善推病情，以为中暑之原起于真元不足，庚癸受克，理宜大用补益之药。而世俗之人每至夏月，辄服香薷饮，不知香薷性味辛温，走散真气，厚朴气力辛猛，摧陷元阳。又且香薷窜表，能撤人之藩篱；［批］市肆香薷多煎混售，为害非浅。厚朴攻中，善伐人之廪窖②。按《本草》，香薷条下有云，气虚禁服。厚朴条下有云，大走真气。然则招暑引邪，无过于此，不可以不务谨也。且夫人之游于暑月，而清明在躬③者，恃有元气以胜之，故天时虽暑，人未尝暑也。今之论者，以为先服香薷，预清其暑，是犹时值严冬，而以天时之寒为人身之伤寒，乃预服麻黄汤以解表而出汗。［批］匡鼎解颐④，当是此等。有是理乎？然则冬月未尝中寒而先服麻黄，则皮毛不敛，寒必中之；夏月未尝中暑，而先服香薷，则腠理不密，暑亦入之。夫香薷且不可用，而况厚朴之性长摧陷，又与胃气为仇者，预可以轻试之乎？乃世人于暑月又有多服六一散者，不知甘草性虽平和，而向有中满喘胀及胸多积滞者，亦不宜概用。至若滑石一物，殊难混施。李时珍有云：滑石

① 攲（qī 七）：倾斜不正。

② 廪窖：藏谷麦的地穴，此借指脾胃。

③ 躬：自身。

④ 匡鼎解颐：指讲诗清楚明白，非常动听。《汉书·匡衡传》："无说《诗》，匡鼎来；匡说《诗》，解人颐。"

不独利小便也，上能利毛腠之窍，下能利精溺之窍。是则表虚者服之，则卫气必不能固；遗滑者投之，则精关愈不能守。此又不可不审也。乃孙真人以为，虚弱之人若遇暑月，便当服生脉散。又云：夏月常服五味子，以补五脏之气。东垣云：人参之甘，佐以五味之酸，麦冬之微苦寒，能滋肾水之源而清肺气，又能除刑金之嗽而敛痰邪，此其所以可任也。予则以为，寻常汤饮，须用乌梅砂糖汤，寻常水饮，须用梅浆水。此既补元，又能清暑，良药况兼爽口，贫者可以通行，真寿世之慈航，徙薪[1]之要术也。按梅性曲直作酸，即甲木也；糖性稼穑作甘，即己土也。甲己化土，而并其力于脾胃，厚其补于中州。［批］五运对化，此理甚精，前人未发。犹之帑藏充盈，则水旱无虑，中军克壮，则壁垒难冲，此御暑最良之法也。又见涂次[2]有布德行惠之人，每遇夏月，或施茶茗，或舍香薷，发念固优，而暗为所损者，亦复不少。其香薷劣状，亦已辨明，不再置论。外有如茶茗之性，寒凉消克，人所未知。凡暑月之人，元气已自催伐，而或步长途，或负重担，劳伤困惫，正藉资扶，乃更饮茶茗，重虚其虚。冷饮则腹痛泄泻，热饮则散表出汗，至乃数程数杯，又或一程数盏，于时胃气一虚，不觉暑气透入，忽而沿途昏倒，痧闷丛来，命在须臾，变生俄顷。凡皆此物之为，而人顾未之知也。此后有施汤饮者，热汤则宜调入砂糖少许，冷水则宜调入梅浆少许，如无梅浆，亦可入砂糖少许，收敛真气，大助元神。［批］人家于夏月烦渴之际，宜煎乌梅糖汤一大壶，沉之井底，候极冷，饮之最为爽。盖即在行路亦可类推用之也。既饮之后，则两目神明顿爽，两足精力涌出，饥即暂饱，

① 徙薪：把灶旁的柴草搬走。比喻消除可能的致病因素，防患于未然。
② 涂次：途中停留。

渴亦生津，此可验也。不则，宁用白滚汤，或白水。丹溪曰：淡食能多补，况太美玄酒，以无味为至味，故当知其利益耳。吾愿世之为善人长者之行者，其亟改而广传之。又中暑之恙，往往与伤寒一证，疑似难晓。此不辨明，杀人至速。《内经》曰：因于暑、汗，烦则喘喝，静则多言，体若燔炭，汗出而散。又云：目盲不可以视，耳闭不可以听，愦愦[①]乎若坏都[②]，汩汩[③]乎不可止。仲景曰：太阳中暍，发热恶寒，身重头痛，洒洒[④]毛耸，手足逆冷，小有劳，身即热，口开，前板齿燥。此症之可辨者也。书又有云：脉盛身寒，得之伤寒，脉虚身热，得之伤暑。又暑伤于气，所以脉虚、弦、细、芤、迟，体状无余，此脉之可辨者也。又伤寒汗出，热退身凉，暑症汗出，汗已复热。又伤寒服辰砂益元散，其状平平，暑症服辰砂益元散，必大汗出。此汗之可辨者也。东垣云：暑症有二，静而得之为中暑者，宜大顺散。予以为此挟寒之暑也，故求之姜、桂之属。人云：动而得之为中热者，宜苍术白虎汤。予以为此挟热之暑也，故求之石膏、知母之俦[⑤]。［批］暑月病伤寒者，百中一二，其余皆暑症耳。得此辨晰，阴功非浅。东垣又云：有劳役久虚者，其病燥热闷乱，渴而饮水，亦身疼痛，口鼻气促，与阳明白虎证相似，误服白虎者，旬日必死。然此症至日转以后，势必少减，与中热之病，日晡谵语，其势增加者，固不侔[⑥]矣。此又当以黄芪、当归为主，而佐以群队补药

---

① 愦愦：扰乱貌。
② 坏都：毁坏的堤坝。
③ 汩汩：水流的样子。
④ 洒洒：寒栗貌。
⑤ 俦（chóu 愁）：同类，辈。
⑥ 侔：相同。

者也。予尝遍考方书，若暑月调理者，惟清暑益气及十味香薷二方，差[①]可选用。然清暑之青皮、葛根，十味之香薷、厚朴，亦非虚人所堪任也。为之新定河朔避暑饮一方，有暑可以御邪，无暑可以固本，因消暑而三时皆健，即清暑而夙病都除，诚济世之至宝也，识者或有取焉。

河朔避暑饮

人参去芦，一钱　麦门冬去心，八分　五味子炒、打开，七粒　茯神八分　扁豆炒，二钱　远志去心，甘草水煮，七分　甘草五分　山茱萸去核，一钱　归身酒洗，一钱　白术土炒，二钱　黄芪蜜炙，一钱五分　木瓜八分

上加生姜三片、大枣二枚，食远服。

凡有暑兼湿，其人不大虚者，加香薷七分；肺胃寒者，去麦冬；初感风寒，及有郁火不透者，去五味子；贫者去人参；如果大虚，芪、术可数倍；虚寒者，加姜、桂；血虚有热者，加生熟地、牡丹皮、白芍；腰膝痛无力者，加杜仲、续断，或佐以黄柏二分，盐水炒焦黑色；有痰者，加半夏；停滞不运者，加陈皮；泄泻者，加肉果、补骨脂；有湿者，加苍术。

凡服之者，不特暑气不侵，即霍乱、吐泻、疟痢诸恙，俱可预绝。倘有实火、实胀、实风邪，及痧气、干霍乱、吐泻不出，及诸不应补者，俱不可用。

四时之病，惟暑月为多，暑月善调，则保全生命多矣。先生之功，询[②]不在《四气调神》下也。卫永叔

---

①差：大致还可以。

②询：确实。

运气论

语云：不明运气，读书何济；不颂经络，举口便错。此运气之理，具五行之精义，泄天人之奥秘。余固别有专论，学者所宜详考而深研者，今且粗陈其概焉。凡甲己化土为土运，乙庚化金为金运，丙辛化水为水运，丁壬化木为木运，戊癸化火为火运，此五运也。［批］运气精微之理，先生别有专论。又如子午卯酉为一局，子午属少阴君火，卯酉属阳明燥金是也；辰戌丑未为一局，辰戌属太阳寒水，丑未属太阴湿土是也；寅申巳亥为一局，寅申属少阳相火，巳亥属厥阴风木是也。此六气也。每年司天主岁半以前，在泉主岁半以后，司天之气在上，在泉之气在下，而运常居中，此则运气之大纲也。然一年之中，又有岁气，有主气，有客气，有胜复相加之气。其义蕴精微，备于《内经》，未可以一言尽也。但近时诸医，有专主运气之说者，其原始于马宗素①之徒，妄谓某日生人，某日受病，往往选任药物数十种。凡病所生，皆从运气施治，刻舟求剑，胶柱鼓瑟，其杀人不可胜数。而亦有扫灭运气之说者，以为迂远而不适于用。嗟乎！岐伯及鬼臾区②之徒，皆上古神医，明明阐发一运气之至理，而顾③可以武

---

①马宗素：平阳（今山西临汾）人，元代医家，其学宗刘完素，著《伤寒钤法》。

②鬼臾区：又作鬼容区，号大鸿。传说为上古医家，黄帝臣，曾佐黄帝发明五行，详论脉经。

③顾：反而。

断废之，余所不敢信也。乃予尝审查病情，有运气所生之病，亦有本气自病之病，大概本气之病多，而运气之病少也。有如天行疾疫，或麻疹、伤风赤目、大头瘟、虾蟆瘟，暴病暴死之类，大而乡郡百里，小而村落一家，老幼男妇，互相传染，病情首尾，不爽[①]纤毫，此即运气所生之病也。予即推明运气治之，用李时珍补泻法，一人愈而千百人皆愈，如许逊[②]之标竹十里，饮者辄愈，李杲之勒碑普济，时谓仙方，便可通行治疗，不需别立加减法也。然凡病皆当诊脉，而独运气之病不可拘脉。经云：天地之变，不形于诊。又云：无以脉诊，以平为期也。乃《内经》运气之外，又有月令运气，不可不知，此实前古未发之秘。［批］月令运气，前古未阐。如孟春行秋令，则其民大疫，申金之气所伤也，当从申金治之；季春行夏令，则民多疾疫，未土之气所应也，当从未土治之；季夏行春令，则国多风咳，风木之气所乘也，当从风木治之；行秋令，乃多女灾，谓妊孕多败，亦申金之气所袭也，当从申金治之；孟秋行夏令，则民多疟疾，巳火之气所伤也，当从巳火治之；季秋行夏令，则民多鼽嚏，午火之气所伤也，当从午火治之；仲冬行春令，则民多疥疠，卯木之气所泄也，当从卯木治之；季冬行春令，则胎夭多伤，国多固疾，寅木之气所贼也，当从寅木治之。此所谓月令之运气，与《内经》之运气，各不相同者也。其余诸病，或系六淫之邪，或属七情之感，以乃本气自病，只须寻常切脉审症治之。若误以运气从事，则折人寿命多矣。总之，无论病之大小，若有老幼雷同之明验，

① 爽：差失。

② 徐逊：豫章南昌（今江西南昌）人，东晋道士，相传著有《灵剑子》等道教经典。

则当于运气推求，若无时行传染之可疑，则但于本病酌治。[批]只从雷同传染毒推求运气之病，便万万无失矣。知此，而后知主运气与废运气之说，皆为执阗[①]而鲜通也。

主运气者，值杂病而无功，排运气者，遇运气而束手，此医家之罕全能也。先生抉破此理，即后之从事者，可以时措咸宜矣。卫永叔

宗主成方论

画家有南北二宗，自唐时分。禅家有南北二宗，亦自唐时分。而禅家南宗，又自分为五家宗派，此乃儒分为八、墨离为三之意。至于医之末流，亦不尽同，金元之间，各有所尚[②]。如刘河间专于治火，季明之精于补虚，张戴人以汗、吐、下擅奇，朱丹溪以杂治湿热取验。凡此数公者，岂不明于兼精谈博之理，而未过以心所专得，发前人之所未发？故遂若有所偏长耳。予窃怪后人不察，以为各有宗主，或师东垣，或法河间，或又尚子和，宗丹溪，哓哓[③]之学，各执其是。而甚至宜泻者补、宜温者寒，药与病违，应手告毙，而曰吾所奉者古人之法也。[批]医者一落宗派，但为有弊。是则刘、李、张、朱，将遂代今人受过，而敛后世之冤乎？予窃为之不平也。予尝以病者体中有药，医者胸中无

①执阗（tián 田）：迷执颠倒。阗，同颠。

②尚：尊崇。

③哓（xiāo 肖）哓：争辩声。

药，譬之明镜止水，物来取照。何尝先设一药以待病，而况可意有偏徇[①]，情多适莫[②]，谓之其家之宗派乎？余每至病家，审证之后，详慎察脉，以脉合证，必使参互无异。比之听讼之人，既须两造[③]具备，又须干证见知，赃仗[④]分明，约契有据，然后判其是非，自然允当情实。若乃单脉单证，则犹单词之不可具狱也。［批］先生精于诊脉，所以胸无沾滯[⑤]，往往明道。故必审是实热则用河间，果系虚羸即施东垣，宜汗下即用子和，真湿热乃任丹溪。何尝漫无所主，又何尝偏有所宗？昔唐霍王无一流之长，晋褚裒备四时之气，余之所窃慕者如此，而不敢以偏师自画也。又若今人治病，多用古人成方，谓之主某汤，此又余所不取也。推古人制方之意，原系古人之中，偶见如是之证，气血补泻，为彼而施，药味多寡，为彼而设，铢两重轻，为彼而定，当时服之有效，所以流传至今。犹之制科之文，一句一节，题目不同，特以词义高华，共推不朽。而此时入试之题，或全章，或截搭，非即旧文之题也，可以奉为金科玉律，请客用之乎？盖今人之病，非即古人之病，而今人之方，多执古人之方，宜其所投之无验也。洁古之言曰：用旧方治新病，譬如拆屋更造，不经大匠之手，终不可用。［批］形象之言，移步易形，所以为如若执方，易使人刻舟求剑矣。丹溪之言曰：余师罗太无，用某药治某病，用某药引某药，用某药监某药，终未用一古人成方。夫洁古、丹溪，古之名医也，而谆谆戒人以勿用成方。此犹之虞诩增灶，乃尽孙膑之巧，光弼以严

①偏徇：偏私曲从。
②适莫：指用情的亲疏厚薄。
③两造：原告与被告。
④赃仗：罪证。
⑤沾滯（chì 赤）：当作“沴滯”，烦乱。

善救汾阳之失，要当神明古人之意，而岂可谓其废大匠之规矩乎？今人执方之病，强病从我者，譬犹以方柄入圆鉴也。语云：执古泥常，不死则亡。其殆与专主一家者，同失而均贬矣。

医各有派，其专主成方者，亦一派也。然今人之病，譬之主司之题，或是在正于至善，搭下知止而后有定，向来从无此文，乃将《大学之道》一节文抄去，岂不可笑耶？

阴阳通俗论

伤寒一证，先须分别寒热，然后可得而施治也。余尝精思，六经传变诸证，别著于篇，而今粗举寒热两端以晓病家，非为业医者说也。大凡传经之伤寒乃是热证，其直中之伤寒乃是冷证。［批］冷则为阴证，热则为阳证，不是好色必冷，绝欲必热。世医诊脉，既往往误于疑似之间，而病人之自信，与旁人之浮议，俱不明于寒热之理，而反致扰乱。于其际则是枉折人寿命者，非徒[1]医人之误病家，而亦病家之误医者也。予特为阴阳通俗之论，以告不知医之病人与不行医之旁人，使之晓畅大旨而无所疑，然后病家可得而任医，而医者可得而用药也。今医者凭脉之虚实而曰，此阴证也，当用参、附以温补之。病者或曰，吾久不近房室，为实风寒所致，兼忧郁七情、饮食停滞所为，而窃叹师之非是。旁人又曰，某者平素寡欲，其余病情当如病者自言，必是阳证有余，即

---

①徒：只，仅仅。

言殆非也，而良医不得不却走矣。［批］词致[①]错落，大似仲景。乃又有医者据脉之实热而曰，此阳证也，法当用芩、连清之，或当用硝、黄下之。病者或反曰，吾前者实不谨，今心中怯，莫是阴证否？而旁之人或曰，是人好近帷幕，恐宜大用参、附，今乃云实热者，妄言作名耳，而良医又不得不却走矣。予今欲晓自信之病者与候病之旁人，先须革去阴证、阳证之名，而改阳证曰热症，改阴证曰冷症。夫鳏居僧道及久绝色欲之人，保无冷症乎？凡口得寒物、身中寒气，及阳虚生外寒、阴实生内寒者，皆冷也。嗜酒及色，多劳多损之人，保无热症乎？凡口得热物、身中热气，及阳实生外热、阴虚生内热者，皆热也。审是热症，则当以凉药清之，审是冷症，即当以热药补之。［批］娓娓高论，朗若列眉[②]，晓人不当如是邪？惟凭脉审症，为万无蹉跌[③]，而但追原致病之根，纷纷混识，膈膜不亲，岂有能当者乎？至于热症似冷，冷症似热，几微之间，不可不辨。其或通体冷厥，或但手足乍冷，上不过肘，下不过膝，六脉或沉伏细小，时而粗大急疾，此热症似冷也，宜用寒凉，勿施温补。又或通体壮热，或手足厥冷，上过乎肘，下过乎膝，又漱水不欲咽，身如被杖，手足爪甲俱青黑，六脉空入或细小，重按全无，此冷症似热也，宜施温补，勿用寒凉。语云：承气入胃，阴盛以毙；桂枝下咽，阳盛以亡。须臾之间，生杀反掌，可不慎哉？吾愿世之论阴阳二病者，但以冷热二症平心求之，而不拘于色欲是阴，则良医可得而进用矣。

俗人以病起房劳便是阴证，先生改为冷热以晓之，发聋振

---

① 词致：言论、文辞的意趣和情调。

② 朗若列眉：比喻真切无疑。朗，明亮；列眉，两眉对列。

③ 蹉跌：失足跌倒，比喻失误。

聩，不在过求精微也。

用药多寡论

余观世俗之论，以为高医用药不过三五七味，其品数多者，率谓之广络原野，杂乱无纪，余以为非也。按古之神仙服食者，率不过一二味，此为最简。如杜子微之服天门冬，陈子皇之饵术[①]，彭祖之服麋角散，而康风子、朱孺子皆服菊花，如此之类，不可枚举。盖取其气之精专也，及其纯久不已，乃能轻身翀举，飞腾变化。此有捷径，何事于多？若夫治病之药，则《内经》所言君一臣二，制之小者，盖三味也；君一臣三佐九，制之大者，盖十一味也。惟在合宜以治，岂以多少分优劣哉？下至仲景诸方，如麻黄、桂枝等汤可称简要，而李东垣神圣复气汤二十五味，张洁古羌活愈风汤三十三味，虞天民蠲风饮子四十三味，其余古方三五十味者，载在简册，尤难缕述，岂可议其过多而谓之络野获兔乎？［批］今人自诩名医，用药必简，谓之干净，岂知药贵当机，不论多寡耶。盖古人用药非不欲少，而其所以不得不多者，盖亦有所不获已也。病在一脏者，药味可少，而脏腑有兼病者，药味不可不多。病有一感者，药味可少，而六淫有兼感者，药味不可不多。病在一情者，药味可少，而七情兼有损者，药味不可不多。病止外感与内伤者，药味犹可少，而病兼外感与内伤者，药味不

① 饵术：服食苍术。

可不多。[批]详述不得不多之故，尤为剀切[①]。是以良医用药须晓攻补兼施、寒热并用，方为可贵。有如内寒外热，则当用外热内寒之药，其内热外寒者反是；有如上寒下热，则当用温上清下之药，其上热下寒者反是。又如上实下虚，则须用泻上补下之药，其上虚下实者反是；有如内虚外实，则当用泻外补内之药，其外虚内实者反是。而顾可拘拘[②]一二物以治之乎？昔王节斋谓东垣如淮阴将兵，多多益善，丹溪不过能将十万，不敢效其多。是则以用药之多者为优，少者为劣，此又不然也。譬之王翦围城之师贵于用众，而谢羯[③]破敌之兵巧于用寡，即何尝多者胜，少者不胜乎？善乎！李士材之言曰，得其要者，多亦不杂，失其要者，少亦不专。吾愿世之谈医者，慎毋以用药之多寡为优劣可也。

今人谓名医用药干净，名医之无学术者，亦自守其干净以保声价，若一读从来医书，则爽然自失矣。

真中风论

中风之因，大法有三，河间主火，东垣主气，丹溪主湿，夫人之所以共知也。按河间之论曰：将息失宜，水不制火，心神昏冒，卒倒无知，又五志过极而热瞀者，皆火病也。东垣之论曰：凡人年逾四旬，气衰之际，或为七情所伤，多有此疾，壮岁

---

①剀（kǎi 凯）切：切中事理。

②拘拘：拘泥的样子。

③谢羯（jié 结）：东晋军事家谢玄之别名。

之时，无有也。若肥盛者，则间有之，亦是形盛气衰所致。然此皆非外来风邪，乃本气自病也。丹溪之论曰：东南中风非风也，皆卑湿[①]所致，湿土生痰，痰生热，热生风也。凡此三贤，各有所主，后世颇遵尚之。而余则以为三贤所见不能无偏，此亦千虑之一失也。夫河间主火，东垣主气，既已稍稍遗漏，而丹溪以东南无真中风，此尤疏远之甚。考之《内经》有云：风者数行而善变。又曰：风者百病之长也。至其变化无常方，然致有风气也，中而伤人，大法有四：一曰偏枯，二曰风痱，三曰风懿，四曰风痺。凡此皆言真中风，而并不言西北独有，东南独无也。况风生于地，起于青苹之末，蓬蓬勃勃，何处不到，而独于东南遗之？且易卦取巽象为风，其位东南，然则风者以东南为正位，而今乃云东南无真风，岂非康成[②]之臆说乎？昔宋玉生长楚地，而曰庶人雌风，冲孔袭门，中唇为疹，得目为蔑[③]，啖啃[④]嗽获，死生不卒，此皆南方之真中风也。[批]宋玉《风赋》，易卦方位，信手拈来，真有珠玉随风之美。太尉胡广，久患风羸，丽县有菊花水，广汲饮之，疾遂有瘳，年近百岁，此又南方之真中风也。况中风一门，古方有排风汤、省风汤，率用麻黄、羌活之品，不闻专治西北也。麻黄、羌活，此乃治真中风之药，而可以通治气、火、湿、热乎？故予自诊病以来，详察情状，原于火、气、湿者固多，而原于真中风者亦复不少。善乎！王安道之言曰：因于风者，真中风也。因于火、气、湿者，类中风也。三子之论，自是因火、因

① 卑湿：地势低下潮湿。
② 康成：东汉经学家郑玄之字。
③ 蔑（miè 灭）：眼眶红肿。
④ 啃（zé 则）：吮吸。

气、因湿而为暴病暴死之症，与风何相干哉？辨之为风，则从真中风治之，辨之为火、气、湿，则从类中风治之。［批］此上皆安道之言。故予凡遇中风一症，悉以诊脉为据。脉数者以凉药清之，则用河间之主火；脉虚者以补药实之，则用东垣之主气；脉濡细而滑，或迟或数者，以渗湿导痰之药分理之，则用丹溪之主湿，而未尝举一而废百也。其有左寸浮紧，风邪内壅，外汗不彻者，则真中风也，余往往为之大发散解表，应手获愈。此岂可谓非真中风，而以火、气、湿之药杂治之乎？［批］中风一证，凡用风药荫全者，皆真中风也。然而真中风之外，又有数证，颇与中风相似者，要不可不辨也。其有中气而似中风者，七情内伤皆为气中，至因怒而中者尤多，其状亦复痰厥昏塞，牙关紧急。但风中身温，气中身冷，风中脉浮应人迎，气中脉沉应气口，是其辨也。又有中食而似中风者，醉饱之后，忽然厥逆昏迷，口不能言，肢不能举，皆因饮食填塞胸中，阴阳否膈[①]，宜先煎姜盐汤以探吐其食，若以祛风行气之药重伤胃气，其死可立而待也。但中风左寸浮紧，中食右寸关滑疾，此其辨也。又有中恶而似中风者，忽然手足逆冷，肌肤粟起，头面青黑，精神不守，或错言妄语，牙关紧急，或侧旋晕倒，昏不知人。此是卒厥、客忤、飞尸、鬼击，凡吊死、问疾、入庙、登冢者，多有此病。但中风左寸浮紧，脉状无异，中恶脉或沉伏，乍有无，乍静乍乱，此其辨也。凡此皆当随宜调治，而岂惟不当以火、气、湿尽之，并不当以真中风尽之也。然则三先生于中风一门已发因火、因气、因湿三证，而余于三证之外，又补中风、中气、中食、中恶四条。［批］三证之外又补

①膈：通“格”。《儒门事亲·卷五》：“王太仆云：阳盛之极，故膈拒而食不入。《正理论》曰：格则吐逆。故膈亦当为格。”

四条，其理始备。庶几仓卒之际，更无疑不能明者。《诗》不云乎，譬彼飞虫[1]，时亦弋获[2]。庶几高明之教我焉。

三先生各主火、气、湿，独遗真中风，必待先生补之，而其理始完。又补中气、中食、中恶三条，文人精细乃尔。卫永叔

广嗣论

凡人无子者，其受病非一端，不可以一方通治也。以男子论之，有精寒而不生者，亦有精热而不生者。以女子论之，有子宫冷而不生者，亦有子宫热而不生者，又有经期不准而不生者。以男女总论之，有元虚而不生者，有气阻而不生者，有血弱而不生者，有血涩滞而不生者，有痰壅而不生者，有肠胃中多湿热而不生者，有经脉隧道郁遏而不生者，有情志暴怒或忧郁而不生者，有天阉而不生者。又有男子阴胜于阳而但生女者，亦有女子阴胜于阳而但生女者，皆当分别而为之处置也。［批］胪列尽变。男子之精寒而不生者，暖其精即生，其热而不生者，凉其精即生。女子之子宫寒而不生者，暖其子宫即生，其热而不生者，凉其子宫即生。乃世人种子方，概以热药益精，而不知凉剂养血。昔山甫有云，朔方寒胜，固令不毛，南服炎蒸，亦能焦土。［批］此语

① 飞虫：此指飞鸟。

② 时亦弋获：有时也为弋射者所得。原作“时弋亦获”，据《诗经·大雅·桑柔》乙正。

必标山甫，从来不肯攘善[①]。此则不可不辨也。至经次不准而不生者，世俗率用调经之剂，出入四物而已。殊不知先期固为血热，而亦有气虚不摄，而先期者则补血又当补气也。后期固为气虚，而亦有血泣不流，而后期者则益气又当濡血也。又况经次失期，必有致其失期之理，要当寻其根原而治之，而亦不当沾沾于调经也。又以男女总论之，有元虚而不生者，补其元即生；有气阻而不生者，舒其气即生；有血弱而不生者，养其血即生；有血泣滞而不生者，宣其涩滞即生；有痰壅而不生者，导其痰即生；有肠胃中多湿热而不生者，渗其湿、清其热即生；有经脉隧道郁遏而不生者，通其经、养其窍即生。有情志暴怒或忧郁而不生者，开其郁、平其怒即生，而又须移其情志，亦非药物所能独治也。有天阉而不生者，男子虽有其具，而贞似黄门妇人，遂有其器而刑同幽闭，《内经》详之，皆为不治之证也。又有男女阴胜于阳而但生女者，扶其阳抑其阴即复生男。至于男女交会之时，始须谨之以节，继乃行之，以时持满而发，则气射其中，坚蓄极而通，则势兼于鼓怒，譬之两动满盈，兴苗乃勃，春回极畅，惊笋方抽是也。［批］语近媟[②]矣，而出之风雅绝伦。然而交会之时，又须男先于女，调之柎[③]之，勿即为之，挑之鸣之，若故迟之，见其色动矣，见其神靡矣，见其机启矣，然后遂成之。务使两意欢谐，百脉齐到，而不可有一求子之念杂于其间。《系辞》之言曰：男女媾精，万物化生。言男女但知媾精，而化生之事听之万物也。孔文举之言曰：原其始初，本于情欲。言父母但知情欲，而生育之

---

① 攘善：掠人之美。

② 媟（xiè 泄）：污秽。

③ 柎：通“拊”，倚抚。《管子·轻重戊》：“父老柎枝而论。”

事出于意外也。所以仪礼始制，既息烛而忘言，咸卦[①]为文，须去心而相感，凡皆广嗣之秘义也。[批]文情之妙，既如初日芙蓉，又似镂金错采[②]。至有谓丑妇之须亟进者，此大非也。登徒之妇，虽有五男，贾充之妻，终无胤嗣，此丑恶之不足恃也。又有谓美妇之必当弃者，此又非也。后妃窈窕麟趾[③]，实蕃[④]卫家，长白美而多子，此纤妍之不当弃也。又有谓男子俊佼而少子与羸弱而少子者，此又非通论也。乐彦辅之韶令[⑤]，一女五男，王右军之癫痫，七儿一女，则俊佼之与羸弱又不足忧也。又有谓落红初尽，播种即滋，净露过期，施精不受者，此又不必拘也。稿砧[⑥]大刀之还，必难驰日，匹妇墙阴之会，岂尽丁辰[⑦]，而未始不皆孕育也。[批]工于描写。至于服药之外，又须默誓天条，力行善事，太上感应之篇，袁公立命之说，皆所宜务也。昔华封有多男之祝，郊禖[⑧]有悬鸟[⑨]之祀，古人于此往往三致意焉。以故祓[⑩]无子而颂姜嫄，祷尼丘而生孔子，王鲁为子舆再来，徐卿有释迦抱送，诚能格天，未可忽为矫诬也。而况似续之大，必阴骘为凭依，草木之滋，得神灵而效捷。[批]要归至正。以予观之，天人虽远，呼吸可通耳！凡今之人，果能服药若彼，积德若此，而无商瞿之验，

① 咸卦:《易经》第三十一卦，启示男女之间相互感应的道理和方式。

② 镂金错采：比喻刻意雕琢文词。

③ 麟趾：比喻有仁德、有才智的贤人。

④ 蕃：繁多。

⑤ 韶令：聪慧，美好。

⑥ 稿砧：斩除杂草的用具，亦称为“铁”，因“铁”与“夫”同音，故借为“丈夫”的隐语。稿，禾草。

⑦ 丁辰：适逢其时。丁，当；辰，时。

⑧ 郊禖（méi 梅）：古帝王求子所祭之神，其祠在郊，故称。

⑨ 悬鸟：当为“玄鸟”。

⑩ 祓（fú 扶）：古代除灾求福的祭祀。

有伯道之忧者，吾固未之信也。

甲辰夏，偶游娄东，见同人中有李子晋县、王子次谷、张子佩将，率未举子，予因作此论，与药物相辅而行。乃三君但读此类通，初未服药，而后房皆已有身，盖缘心通其意也。自记。

纷论经史，洞幽寻微，不识从来，医籍中曾有此等手笔否？卫永叔

鬼神祷赛论

学者好言无鬼神，余雅[1]不信之，及读习方书，乃始识有物焉。盖《内经》著祝由之科，而医籍列邪祟之门，不可以不务察也。大凡致病之原，以恒理论之，若非六淫之邪，即是七情之感，而此外则实有一鬼神之病，不因外感内伤而作者，可与知者道，难与俗人言也。[批]阮宣子无鬼论未为通流。昔医和诊晋侯，曰非鬼非食，惑以丧志，则当春秋时，已有因鬼致病者矣。而予所诊治亦有数人焉。其一为鲲庭内兄陈子含之仆名阿未者，以微租至农家，失足入水，捞救之后，遂作鬼语。旁人以汤灌之，啮破碗口之半余，因灸其少商穴，此鬼应声哀求，须臾便苏。又有海宁西乡剃工沈华亭，谵语七日，得之卧渡口待舟。余复灸其少商，始而发狂抵拒，继则叩头哀乞，七壮之后，鼾声大作。余轻解其传[2]，嘱家人作糜粥以待天明，进粥而愈。[批]序事俱历历不

---

①雅：素常，向来。

②传：遗留。

爽[①]。又有嘉善丁讱庵，以任子[②]官工曹郎时，娶子妇为梅里李宅，从人甚盛。一平头收碗至后书室，迷仆于地，其碗拉摆在地，无一碎者，而平头不省人事，牙关紧急，喘吼欲绝，三日之后，气垂尽矣。余曰：此神明为祟，非鬼邪也。鬼邪当半戏半语，而今瞑目无语，此正神也。［批］此处更能剖别，岂非真知鬼神之情状者乎？询其故，则此仆每于城隍庙中看剧，多有触忤耳。予随令其家至庙中祷赛，旋即移患人东首，令讱庵焚香，北面拜神首过，仍以火醋熏鼻，即时鼾睡，睡足而无恙矣。按方书，凡入庙登山，吊丧问疾，及造天地鬼神坛场，入无人所居之室，归来面赤无语者，此神明为祟也。法当如是，则多可全活，若一进药，则必死也。又予甥沈双南，忽得暴疾欲绝，友人柴虎臣辈进大剂参、附得愈，即时可行道上，阳阳如常人，忽又疾发欲死，如此数四矣。余曰：若宜参、附，必是大虚，若系大虚，理难完复。今乃旦如垂死，暮若平人，而脉又静乱不常，此必鬼神所使也。余告姊氏必须兼行禳赛，姊氏依余言举家茹素，方谋祈保，而双南口中喃喃作神语矣，如昏如呓，数日不解，其神索一约契而去，双南遂以霍然，亦一奇也。然亦有寻常疾病而为鬼物杂凭者，此又有故。凡鬼之有子孙宗祀者，守其宗祧[③]，歆[④]其血食，不相凌犯。《左传》曰：鬼有所归，乃不为厉也。有等若敖之鬼[⑤]，饿而求食，专伺世之病人以冀一饱者，亦可因人情而推得之。［批］原本经术，非康成臆说也。夫人有乞儿，伺人之昏丧以为醉饱之图，

---

① 历历不爽：清清楚楚，没有一处不是。爽，违背。

② 任子：因父兄的功绩，得保任授予官职。

③ 宗祧（tiāo 挑）：宗庙。

④ 歆（xīn 心）：嗅、闻，此指鬼神享受祭品的香气。

⑤ 若敖之鬼：若敖氏的鬼，因灭宗而无人祭祀。

则鬼有饿魂，亦伺人之疾病以快口腹之愿。[批]此又善言鬼神之情状矣。治之之法，乃有二端，使道执之者，譬如讼乞儿于官也，使巫飨[①]之者，譬如施乞儿以食也。其实乞儿，虽为官法所禁，而亦为官心所怜，不若竟与黔敖之粥之为得也。至于以疾病而致鬼神者，实有感召之理可得而言焉。夫穷天下之大道，无过阴阳五行而已，阴阳五行之醇者谓之正气，其驳者谓之邪气。人秉正气以生，鬼秉驳气以游，故驳气之著于人身谓之病邪，而驳气之散于天地即谓之鬼邪。[批]醇驳二气，名理名言。人之清明在躬气志如神者，此正与驳气相反也，鬼安能近之？人之汾戾[②]不知清浊愦乱者，此乃与驳气相应也，鬼安得不乘之？然有时治病而鬼去者，譬如金汤修复而寇盗自不能侵，有时治鬼而病去者，譬如荆棘削平而田禾自以滋长。知其说者，惟阴阳五行、邪正二气之相感，而无他殊致也。然又有瘟疫之鬼，系天行疫疠，此乃运气使然，犹之攻城略地之徒，惟当避其凶锋或委婉祈禳之，不可与争也。又有冤抑之鬼，系夙世仇雠[③]，此乃怨气使然，犹之索逋[④]索命之家，惟当延致僧道之高者解禳度脱。而亦有必不能施者，如彭生人立而啼申生，得请于帝，至今未有为谢也。[批]谓之无鬼得乎。

成王有疾，周公上金縢之华[⑤]；齐侯抱疒，子产谓夏郊之

---

① 飨（xiǎng 想）：用酒食招待客人，泛指请人受用。

② 汾戾：当为“昏戾”，即愚昧而暴戾。

③ 仇雠（chóu 愁）：仇人。

④ 逋（bū 晡）：拖欠。

⑤ 金縢（téng 藤）之华：周公向祖宗祈祷，甘愿以身代周武王的策书封存于柜子。

祀[①]。凡以殷人尚鬼，楚俗崇巫，实有至理。与鬼神合其吉凶，而岂通人之一蔽乎？乃有因病而致谵语，如邪在阳明、热入血室之类，又如丹溪之治外弟刿[②]及传公子、金氏妇之类，则又当直穷病源而治，而不可央杂鬼神，多方误之也。余窃怪世俗愚泥，凡病之不因鬼神者，亦复不求药石，误事祷禳，而且弃医以锢其疾，宰牲以促其寿，多费以耗其财，杂用符水、法尺以惊其神，而犹冀万一之生会，此必不得之数也。[批]有鬼神之病，有似鬼神而实非鬼神之病，必如是发明，而后医理始全，非自相抵牾[③]也。昔杜兰香有云，消摩自可愈，疾淫祀无益。盖神仙家以药为消摩，而扁鹊有云，信巫不信医，一不治也。嗟乎！世之以此殒命，号为至愚者，比比而是，不亦大可哀耶？

脉部异同论

闻之丹溪云：轩辕使伶伦截嶰谷之竹作黄钟律管，以候天地之节气，使岐伯取气口作脉法，以候人之动气。故黄钟之数九分，气口之数亦九分，律管具而寸之数始行，故脉之动也，阳得九分，阴得一寸，以合于黄钟。盖黄钟者，气之先兆，故能测天地之节候；气口者，脉之要会，故能知人命之死生。凡此皆原脉

---

①夏郊之祀：尧在羽山诛杀了鲧，鲧的精灵变成黄熊，钻进入羽渊，成为夏朝郊祭的神灵。

②刿（guì 贵）：刺伤，割伤。

③抵牾：抵触，矛盾。

之所始，至精之义也。乃《内经》所定之脉与叔和所定之脉，其最乖离[1]者，不得不先为之辨晰焉。《内经》曰：尺内两傍则季胁也。盖季胁小肋也，在胁之下为肾所近，故季胁下皆尺内主之。又曰：尺外以候肾，尺内以候腹。此言尺外为尺脉前半部，尺里为尺脉后半部。人身以背为阳，肾附于背，故外以候肾，腹为阴，故里以候腹，而大小肠、膀胱、命门皆在其中矣。诸部言左右，此独不言者，以两尺皆主乎肾也，此即尺部也。又曰：中附上，左外以候肝，内以候膈，此即关部也。中附上者，言附尺之上而居乎中也。又曰：右外以候胃，内以候脾，此亦关部也。又曰：上附上，右外以候肺，内以候胸中，左外以候心，内以候膻中，此即两寸部也。［批］寸关尺三部，诠释《内经》，甚为条晰。然从《内经》言之，则大小肠之脉定于两尺中寻取，而景岳、鹤皋亦云，大小肠位居极下，不宜候之至高，即奈何？叔和《脉经》乃以小肠配于左寸，大肠配于右寸。而华佗又云：数在左寸，得之浮者，热在小肠，得之沉者，热在心。是则叔和与《内经》相反，而景岳、鹤皋又与华佗相反，将使按脉者遵何道为是？而余之诊此，则以为可以并行不悖也。夫《内经》以大小肠配两尺者，以部位高下言也，叔和以大小肠配两寸者，以经络表里言也。［批］迎刃而解，允称绝世聪明。但当两存其是，不可偏废者也。譬如大肠秘结而右寸脉数者，则当并清肺火，此从叔和之言也，其右尺脉数者，则当并清命门之火，此从《内经》之言也。又譬之小肠闭结而左寸脉数者，则当并清心火，此从叔和之言也，其左尺脉数者，则当并清肾火，此从《内经》之言也。［批］从脉

---

①乖离：背离。

体形见遇之，确而能通。仿此而推，即治病之神机触手可遇，始知《内经》、叔和皆为有功于脉学，而大小肠之脉于彼乎于此乎，盖求之而皆得者。是则《内经》正其体要，叔和穷其变化，其实相须，而未始相戾也。然余之所信，叔和之《脉经》固当与《灵》《素》相表里，而时师所传七字脉诀，则熙宁以后俗人所为也，不特晋太医令未尝有此，即高阳生在六朝时，亦何尝有七言近体之诗？惟陈无择《三因方》言其剽窃作歌诀，刘元宾从而和之，而庐陵谢缙翁以为，宋熙宁初校正《脉经》曾无此书，其实乖舛谬误，为害非细，读方书者戒勿并进可也。[批] 近时脉诀，讲用从火。昔李念莪有云：蔡西山辨之于前，戴同父正之于后，吾亦愿今之诸贤辞而辟之廓如[①]。

《内经》以大小肠属尺，叔和以大小肠配寸，千方未有定论。今自先生发之，实其精理，非独调人止争，撢[②]人诵志也。

糟味论

酒之清者为圣人，浊者为贤人，夫人而知之也。殊不知酿酒之时，拔其清者为君子，今之沈饮[③]是也，汰其浊者为小人，今之糟味是也。以故糟之为物也，其味酸，其臭香，其性最喜动人

---

① 廓如：澄清貌。

② 撢（dǎn 胆）：同“探”，探求、探寻。《周礼·夏官·序官》：“撢人。”郑玄注：“撢人主撢序王意以语天下。”

③ 沈饮：亦作“沉饮”，大量饮酒。

之痼疾，一为所诱，则薄肠入髓，无处不到。［批］浊者为小人，即从浊者为贤人处悟入，此至当不易之理也。然而人之嗜之者，以其奉于人则适口，而著于物则不腐也。盖其软美之性，拘持之力，人既乐其和柔而物即苦其牵制，而一身之病无不搜括而发于一旦，此其所以可恨也。是则五味之有糟味也，犹五色之有间色，而五音之有奸声也。［批］间色奸声，得此而三比喻，良是。乃或者以为无病者之食糟味也，糟固不能伤之，是亦助正之效。而予则以为，病者，人身之邪气，而糟味之邪与之为类，故其才足以党[①]邪害正，如鼓应桴。语云厚味实腊[②]毒，此其尤甚者矣。夫无病之人，则如唐虞之世，朝廷清明，一小人不能为乱，而糟固不能伤之，非小人之本意助正也。按《本草》，糟之为物，气味甘辛，无毒。苏恭曰：主治温中、消食、除冷气、杀腥、去草菜毒、润皮肤、调脏腑。此皆言其治内之功，而不言其有害于人也。又《日华子》曰：罯[③]扑损瘀血，浸水洗冻疮，捣傅[④]蛇咬蜂叮毒。又李时珍曰：酒糟有面蘗之性，能活血、行经、止痛，故治伤损有功，其余手足皲裂、鹤膝风病、暴发红肿、杖疮青肿，用之俱验。然此亦皆言其治外之功，而不言其有害于人也。乃予特标糟味之罪以晓病者，盖从屡试而得之，即吾乡诸医亦尝书之药剂，著以为戒，而其理则未之剖也。余尝有头风之疾，食糟便发，而每见病者食糟，亦往往致剧，或已愈而又作，或未痊而更加，犹之义府善将，其间容刀，刘舆有膻，近之便腻，不可以不痛戒

① 党：结成团体。
② 腊：极。
③ 罯（ǎn 俺）：涂敷。
④ 傅：涂布。

也。［批］人有似糟者，祇[1]益吾疾耳。乃茗中又有糟酒一种，其味更美于糟，其发病亦更甚于糟，并书之以戒嗜糟味者。而又有难予者曰：前人叙糟之功，子独斥糟之罪，岂《本草》皆不足信乎？余曰：丹石悍烈，至义乌而始辟其邪；龟板滋生，遇金沙而始言其误。前之所是著为令，后之所是疏为律。又安见管窥之智，不足补昔贤之所未备乎？［批］高矣，所见往往创陵。

文王嗜菖歜[2]，魏徵嗜醋芹，一为芳郁，一为酸烈。若糟味软美，理宜屏之，不独助病，可恨也。卫永叔

初学戒行论

医理始于轩岐，此上古大圣人所为，而伊尹始制汤液，则商之名相也。后如汉世张仲景乃长沙太守，魏华佗亦举孝廉，晋有皇甫士安启深源，宋有羊欣，齐有褚澄，梁有陶弘景，俱善治病。然皆士大夫之闳[3]揽博物者，是以洞中幽微，穷神入化。而末俗医流，往往于读书之中择其姿禀[4]最下者，乃始徙业为之，其人质性底滞，既不长于习诵章句，而况求其别有解悟，触类多通，此又岂可得耶？［批］医之为学，非惟杂流难与，即拘儒、腐儒、小儒，皆未可以语此也。乃余受业弟子，先令读书明理，更授十二

① 祇（zhī 之）：正，恰。《诗经·小雅·何人斯》："胡逝我梁，祇搅我心。"
② 菖歜（chù 处）：用菖蒲根切制成的腌制品。
③ 闳（hóng 红）：宏大。
④ 姿禀：天资，禀赋。

戒以正其心术，裨以技而进乎道焉。[批]正心术以正医术，此乃先生名德自处，兼为后学津梁也。其一，戒不学无术。大抵医理治法全在方书内经，而外散见诸册一条未谙，必致临症失措。是以贵于多读书，勤诵习也。昔梁简文有云，略知甘草为甜，桂心为辣，便是宴驭自足[①]，经方泯弃，所当痛戒者一也。其二，戒习尚奇诡。夫因病用药，惟贵当机取效，何故刻意尚奇？处方吊诡，用药怪癖，以冀眩人耳目，文其浅陋，考之实效，则与病乖舛[②]，多就危亡，所当痛戒者二也。其三，戒妄言祸福。夫夸诞之徒，胸无确见，愚弄病家，妄谓某时不起，某日当痊，以至三岁有凶，十年必死，冀其万一偶中，便谓所学神奇，究之远近失期，全无证验，欺天罔人，莫此为甚，所当痛戒者三也。其四，戒忮刻蔽贤[③]。大凡病一入手，须分可治与否，如谓可治，则投药之后即应，日就痊可，倘犹未效，还宜精思改方，若再无验，便宜急急谢去避贤者路。若犹固执己见，排挤他人，遂使冥冥之中伯仁缘我[④]，所当痛戒者四也。其五，戒雷同植党。夫临诊之后，明知是何补泻，应用何药，而座有他医，曲徇情面，乃不力争，以示和衷之雅，要乡愿[⑤]之名。于是人采数味，配合一汤，主人既乐其和平，同列又叹其无我，而病者应手告毙。不知者咸谓，数医斟酌，必无谬误。担荷既轻，名望不损，清夜问心，是谁杀之？此

---

①宴驭自足：安闲驾驭而自我满足。驭，原作“豫”，据《劝医论》改。

②乖舛（chuǎn喘）：谬误，差错。

③忮（zhì治）刻蔽贤：褊狭刻薄，埋没贤能。

④伯仁缘我：指对别人的死亡负有某种责任。《晋书·周顗传》：“吾虽不杀伯仁，伯仁由我而死。”伯仁，周顗之字。

⑤乡愿：乡中貌似谨厚，而实与流俗合污的伪善者。

胡伯始[①]之中庸，苏味道[②]之模棱，为祸人国不浅也。乃又有连结数人，更相荐达，热则同声桂附，寒则众口芩连，联络既多，声名日广，误既无人指摘，病乃死而无怨，所当痛戒者五也。其六，戒夸诬不实。医本大道，精其业者须心存朴素，体黜[③]浮华。乃若衣履奢豪，车骑都丽，便非本色，又况高谈纵论，矜诞非常，或云某处治几怪症，某处受几金钱，考其事实，子虚乌有，此而不诚，岂可寄托生死？所当痛戒者六也。其七，戒过后自誉。医者治病有已见，真确之时，自当力排群说，独衷其是，此则但求病愈，何损虚公[④]，如孔子之序三田[⑤]，以天自处[⑥]而已。虽然此在临诊之时，则当顾病家之身命，而既愈之后，又须全朋友之声名，若更叙己之功，形人之短，或数年之后，百里之外犹喋喋未已，不能暂忘，大非帝舜隐恶之怀，又悖神禹不矜之美，有伤盛德，此最不堪，所当痛戒者七也。其八，戒贪黩嗜利。凡病之获愈，虽由药救，亦是天全，若非势未膏肓，必是寿元不绝。所以神乎如苍公，多辞不治，而扁鹊亦云，越人非能生死人也。今若乘人之危，索券索偿，射利之念一兴，阴骘[⑦]之功必损，以后治病，率多不效矣。间有贫苦之人前来求治者，此是天以贫人付我，便当尽心调治，赠药赠方，务竭吾之心力。[批] 先生淡薄

①胡伯始：即胡广，南郡华容（今湖北监利）人，东汉时期名臣、学者。其性格圆滑，柔媚宦官，以奉行中庸之道著称。

②苏味道：赵州栾城（今河北栾城）人，唐代名臣，文学家。为相数年，以阿谀圆滑而自营，时人称其为“苏模棱”或“模棱手”。

③黜：摈弃。

④虚公：无私而公正。

⑤三田：古时天子、诸侯每年三次田猎。

⑥以天自处：以天理作为自己处事的规范。

⑦阴骘（zhì 治）：犹阴德。

自守，素性如此，而诗人之义，无德不报，凡在富贵之家，又当以厚道自处也。昔文王遇枯骨曰：吾其主矣。而贫人有病，亦即吾家之病人也。柳子厚传宋清普施药物，家用益饶，医者如有求富之心，固当效之，而其他贪黩嗜利之风，所当戒者八也。其九，戒举止轻佻。医者诊病，常近竖妇，或到闺房，务令瞻视端庄，威仪严肃，自不必言。即平时酬对，以及暗室独居，亦须慎守四勿[①]，方为有道气象。昔司马季主未尝见齿而笑，吾顾汝曹效之，若郭璞之因蓍[②]买婢，蒋生之束草求婚，一念妖淫，必来幽谴，所当痛戒者九也。其十，戒传送恶言。凡医既至病家，或是数日停留，经旬栖泊[③]，诊病而外，舆论窃闻，倘有嘉言善行，即当赞叹表扬，若遇亵语琐谈，便当缄默自处，庶得君平[④]言忠言孝之意。又若两人耳语，则宜摒身远立，切勿于之。至若某某外姻某某至，反问有机密，或相谤毁，耳可得闻，口不可言。若一泄露，则彼此相执，寡端[⑤]缘我，我之所传，本皆诚实，人之相怨，谓我倾危。是以《大易》有尚口[⑥]之穷，《尚书》著兴戎之训，所当痛戒者十也。其十一，戒胁肩□笑[⑦]。夫医道，功参造化，济众博施，乃是神仙家事，非□□□□人者比。正所云，人者求之，非有求于人者，□□□□□□下交不渎，敬而无失，恭近于理

---

① 四勿：孔子主张克己复礼，应当“非礼勿视，非礼勿听，非礼勿言，非礼勿动”。

② 蓍（shī 师）：蓍草茎，古用以占卜。

③ 栖泊：居留，停泊。

④ 君平：汉高士严遵的字。严遵隐居不仕，曾卖卜于成都。

⑤ 寡端：事由。

⑥ 尚口：徒尚口说。《易经·困》：“有言不信，尚口乃穷也。”

⑦ 胁肩□笑：当为“胁肩谄笑”。缩起肩膀装出笑脸，形容巴结人的丑态。语出《孟子·滕文公下》：“胁肩谄笑，病于夏畦。”

□□□□□□□□□□□□□谄至□杯饮黄龙离☑

恭寿堂诊集

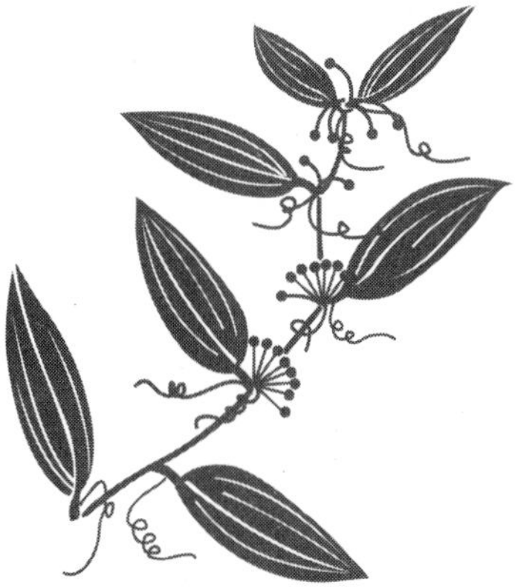

序

陆子怀不世之才，出其知略，无所不可，而顾以医术著显，陆子益有为也。昔吕文穆未遇卜，而为宰相不得，则且为名医。文穆以为，道可济时，而权足任意者，唯此二端。今也陆子拂志于世，绝意功名，不他道是操而发青囊之秘，悬肘后之方以区区人间者，陆子亦犹文穆之志也。顾世之业医者不少，而求其知虚实、识表里者不可多得，又况如越人、仓公闻声察色于希微[①]之间哉？以予见闻，陆子之术则诚有异凡，世所称最高笃之病、不解之症，群医谢却者，陆子类能应手起之，又往往通于神灵，为竖祟[②]所畏。其所经生死而肉骨[③]者，陆子私志其概，欲以问世，而疑其见能于人。余曰：语云用药如用兵也。昔赵充国条上屯田便宜，或谓其夸。充国曰：不然，兵者数世祸福，老臣何惜余年避嫌，而不为主上明告。又近世王文成幕府奏事，辄条[④]营阵之法，进止之宜，纤悉[⑤]具备以上。故读文成之疏者，即知文成用

---

① 希微：隐约不明。

② 竖祟：鬼怪。

③ 生死而肉骨：使死人复生，白骨长肉。形容恩惠极大。语出《左传·襄公二十二年》："吾见申叔夫子，所谓生死而肉骨也。"

④ 条：分条列出。

⑤ 纤悉：细致而详尽。

兵致胜之由，今世世可通行也。今陆子既圣于医矣，使不著明以告天下，则如有孙吴之书而无充国、文成之案，将用兵者未必不以胜易败，而用方者未必不以存易亡。陆子靳[①]乎示人，岂计之得哉？陆子笑而诺之，遂以其案付梓。余戏之曰：家握灵蛇，隋侯不贵；人怀尺璧，和氏不珍。陆子从此无所为自秘者矣。陆子曰：行吾道者，非一手足之烈[②]也，不更善乎？陆子亦犹文穆之志也已。

社盟弟张标撰

---

① 靳：吝惜，不肯给予。

② 烈：功业。

序

钱塘陆子丽京，既徙业而为医矣。业而医既数年所[①]，所存活不下数千伯[②]人，于是乃及邻省，疗治剖判同异，灼然可为考镜者，书其病状主名，凡若干条都[③]为一编，名《医案》。其同学友人柴绍炳为之续曰：医者，先圣王之道，儒者所有事也。其书多雅奥，居坟典[④]之间。有过博士家言，汉晋以来，名著不乏，逮挽近，乃流末，视之畴人[⑤]执伎，贱同贾贩逐利，何如耳。鲜能闻道，而又挟恐见破[⑥]，嬉戏剸割[⑦]，悲夫！不有贤君子，谁与发愤而继救哉？我友丽京，圣术才名为海内冠绝，少时乃独务调疹疾[⑧]，心知脉法所在，手援往往辄验。方申酉之岁，仆及室妇连抱沉疴，为粗工所误，伏枕旦夕，丽京临诊救药，垂绝而痊，处剂神明，此其大效矣已。复弃去制举业事方外游[⑨]，更益研精，厥

---

① 年所：年数。

② 伯：通“佰”。《管子·轻重乙》：“物之轻重相什而相伯。”

③ 都：汇聚。

④ 坟典：三坟、五典的并称，泛指古代典籍。

⑤ 畴（chóu 愁）人：家业世代相传的人。

⑥ 挟恐见破：心里怀着恐惧，害怕被破坏自己的利益。

⑦ 剸（tuán 团）割：裁决，治理。

⑧ 疹疾：疾病。

⑨ 方外游：谓寻仙问道。

理手披，默识究竟，指归仓卒应变，动谐窾会[1]。有月异岁不同者，先是安溪沈氏妇，得疾剧甚，遍召名医，历试鲜可。其母夜梦有神语之，汝女疾，非陆君不可治。沈氏因访得丽京，走百什里敦请就诊，终已获瘳，远近叹服。郡孝廉倪于王，尝梦到一所琼楼，银榜题以医仙苑，见群真毕集，冠佩珊珊[2]，次第揖聚，谓陆子丽京安在耶，徘徊延伫[3]。觉弥，嗟异之，时时为人称说其事，意当世陆生盖仙真之谪降，司命所凭依也。今观所为医案，条列具在，推实知虚，反攻为补，一丸消疹，寸匕回生，自古太仓公而下，莫能远过，殆于天授，非人力者矣。夫医之为道，本无诡秘，而势履危难，事须裁决，正如勍敌[4]在前，疑狱未竟，出奇奏，当妙有精能[5]，坐悉机宜，服不待痛，斯则虑非古法理绝，恒谈也。仆尝览近代薛氏十六种，颇有匡济[6]，苦笔记重复，不殊人意，何如此编，效臻救过，义取折衷，指要一见，余从同同，岂惟病者因而尸祝[7]，实则医者奉为龟鉴[8]耳。古称大雅，卓尔不群，如陆生其人于，以居南北之统会[9]，阐甲乙之宗传[10]，然岂非天哉？

同邑友弟柴绍炳虎臣氏拜撰

---

① 窾（kuǎn 款）会：要害，关键。
② 珊珊：玉佩声。
③ 延伫：久立，久留。
④ 勍（qíng 晴）敌：强敌。
⑤ 精能：精通熟练。
⑥ 匡济：匡正救助。
⑦ 尸祝：崇拜。
⑧ 龟鉴：比喻可供人对照学习的榜样或引以为戒的教训。鉴，镜子。
⑨ 统会：集中聚会。
⑩ 宗传：犹嫡传。

气虚发热

文学柴虎臣，年二十余，素羸弱，因上先人冢奔走疲困，身发壮热，烦躁，不得卧。时医以为伤寒里症，误投天粉、芩、连之剂，其病愈加至十数日，后奄奄垂尽。予时馆语溪，偶过脉之，知其六部沉微而极缓。予曰：此气骤亏也。丹溪不曰虚火可补参、芪之属乎？投以十全大补汤一剂而病势稍却，数十剂而大安。经所谓温能除大热也。

伤寒少阳证

文学柴虎臣夫人，年二十余，患伤寒，耳聋胁痛，时医误下之，大遗渐多不禁，人转昏沉，痰气□□不止[1]。予诊其脉怪，其六部皆缓散欲脱。予曰：书云，伤寒咳逆上气，脉散者凶，兼以耳聋胁痛，此少阳证也。汗、吐、下三法都不可用，今数剂相逆，其事危矣。因投以扶理元气之剂，始用参一二钱，夫人渐有

① □□不止：当为“咳逆不止”。

起色，然大遗犹不禁，后每服用参至四五钱而全愈。虎臣由此感激学医，以班马[①]之才就桐雷[②]之学，博通精密，用显于时焉。

阴虚发热

太学赵元开夫人，素有羸疾，患夜热十年，医药罕效。予过候其脉芤而数，投以阿胶、熟地、黄芩、地骨皮诸补血清火之药，数剂而夜热顿殊。元开曰：十年之病起于一旦，非神手而何？

蛔厥

太学赵元开苍头[③]，云伤寒发热五六日，头脑连心腹俱痛，不饮食，不大便。予视其人，年可四十许，面戴阳，唇紫气逆，喉间有声，查其脉极浮数而按之豁然甚空。余曰：若以伤寒合色脉，则为真阴证，而其人神情非大困，尚不可作阴证治。然则头脑连心腹作痛、壮热者，必皆蛔厥也。其脉乱者，以蛔逆腾而上，不足准也。今当弃症弃脉，悉从蛔治，投以乌梅川椒汤。一

① 班马：汉代两位著名历史学家班固和司马迁的简称。

② 桐雷：桐君和雷公的并称，相传两人皆为黄帝时掌药之臣。

③ 苍头：奴仆。

服之后，胸次间如有物骤坠者，心腹连头脑诸病悉除，即刻身凉、大便、食粥，举家称神，予又留术桂之剂调理之。然予所以知其蛔者，以唇紫得之也。

闭经

姚江孝廉朱虞祥令爱，年十八九，患羸疾，下午发热至平旦，饮食不进，经水不通，如此数月，医家率以香附、枳壳行气之药投之，病稍增剧。予查其脉芤而数，投以四物汤及稍加知、柏之剂数日而夜热顿除，月事以时下，二旬之后瘵疾悉去矣。

狂证

武原司李[1]汤芳侯客于姚江，所携山阳县旧书役患伤寒十三四日，身热，目赤不能照物，狂言谵语，诸药罔效。予候其脉五部俱脱，止右尺一部犹有根蒂，此尚可起也。然尺脉既微，法当禁下，因投以三黄石膏汤，不数剂而平复。

① 司李：即司理，古代官名，掌治刑狱。

实火目疾

大行沈以冲，自闽客东瓯，尝苦目疾，为群医误用温补，既而一目渐不能见。予诊其脉实大洪紧，此六经皆有实火，久热则伤血，血少则目不能视，唯清凉之品兼养血之剂为当，安得反用温补以助阳，致蹈实实之戒哉？予为处方兼嘱之曰：明年盛夏，炎火当令，慎之，宜服药调摄，不尔更有鼻衄之患。来年五月果鼻血大出，以冲以为奇。

除中

广陵太守徐誉星亲翁有两苍头，同时患伤寒各四五日，时医以为阳证，竞投芩连之剂。余适馆于其家，邀予诊视。予察其人皆闭目不醒人事，候其脉满指浮洪而略按即全无。予曰：此非参、附不能救，而群医乃苦寒之药与之。经曰：再逆促事期，事不可为矣。况法不当食而反能食，病名除中，至死不治。越一日而两仆皆毙。

妊娠呕吐

家伯孟昌如夫人，月潮断二十日，身热，呕吐，饮食不进，状甚羸困，召予脉之。予以寸关微弱并两尺亦不强，然去来和静，三部相得，类无病者意。以诸脉之弱，先天之薄也，尺脉不强，妊事未盛也。人病脉安，其怀孕必矣，且病亦当不药自愈。又数十日，病势不减，腹中无所验。家伯更延一医，乃云，血海已枯，此为痨瘵，绝非妊娠，予时未遑专业争之。不得幸家伯窘于资，即亦听之不复求治，至三四月而其腹拳然，十月产一女。

血虚发热

沈子志摩尝受业于予，年十七八岁，于五月间患病，身发潮热，头痛烦渴。予脉之，知不缘外感，因诸暨文学寿子汉回亦嗜医学，其时正受业于予，予特召令诊候。寿子曰：身热，头痛，脉又浮数，外感不疑，法当表散。予曰：此症与伤寒家白虎证相似，误服白虎者，必死。夫白虎凉凄，禁勿当与，九味羌活，辛温燥烈，又可试乎？此缘血虚身热，竟当养阴，不宜屏绝浆粥，投以归、苄[①]之属，一服而安。然予所以知此者，以六脉皆芤也。寿子不知，故失之。

以上数条，皆系乙酉以前未遑专务，即此后徙业医流，凡历证取效，不能概录，亦间举一二以质高识耳。

头风

居停[②]主人沈孟韬，舟出贩鱼，为游骑[③]所击，头颅破碎，归而多进糜肉，数日后头间习习如风行，身热瞀闷，殆不能起。予诊其脉，浮而无力，以防风、藁本再加参、芪数剂补之。孟韬自觉头风已定，但往来身热，膈间不快，欲予参、芪更枳、朴数品[④]。予喻以脉弱无力断不可攻，且身热膈滞皆补力未到，有此虚证，仍强孟韬服参、术数剂，竟以霍然。

肺虫

骆敬寰内人年五十许，苦痰气咳嗽，日晡潮热数月，诸药无

---

①苄（hù户）：即地黄。

②居停：寄居之处。

③游骑：巡逻突击的骑兵。

④品：种类。

效，饮食少进。予诊其脉六部洪数有力，右寸为尤甚。予曰：仓公云：寸口紧而小急，见瘕气也。当有肺虫大如蚕者，令人咳嗽烦闷，此《外台秘要[①]》所谓九虫之一也。因与枳、朴、前胡、百部兼治虫之剂吐之，一涌而出痰数碗，果吐长虫二寸许，胸膈间觉忽宽，诸症悉罢。

鬼击

鲲庭内兄陈子含有平头[②]名阿未，随至租户家，嫌其供馔[③]不丰，秉醉角口，大呼骂詈，竟至赴水，为人所救。然此后遂懵不省人，状如鬼物所凭，痰喘欲绝，牙关紧闭，面无人色。予诊其脉，六部全无，左右错愕，以为必死。予曰：此脉伏也，因醉饱之余，怒则气上，凡上焦清道，俱为盛怒酒食所填塞，故令营卫不通，六脉暴绝。夫清阳之令不行，则浊阴以类相感，鬼物凭之职是故也。法当先灸少商以驱鬼，一下而号呼求免，牙关已开，目遂能视，再以炒盐汤探吐食物一榼[④]，顷刻而苏。凡此者，霍乱瘴邪，遂致鬼击也。

① 要：原脱，据医理补。
② 平头：代指奴仆。
③ 供馔：宴饮时所陈设的食品。
④ 榼（kē 科）：盒类容器。

产后感冒

文学叶纬如夫人产一女，甚难产下，不育[1]，数日内头痛身热，中膈饱闷，食入辄呕，时医以为恶露所阻，用青皮及诸行血药，遂泄数次，病势转困。予诊其脉，左右两寸俱浮数，知为感冒风寒，肺家停痰积食所致。因与防风、荆芥加枳、桔、二陈并摘四物一二味配之，一服而头痛悉除，膈间气快，再服而诸症悉愈。

妊娠伤寒

监司陈元丈老师如夫人孕五月，患伤寒七八日，烦躁不得眠，呕吐不止。予诊其脉左右关虚而数。余曰：此伤寒后元气未复，热入心胞络也。因与栀子、竹茹、二陈加人参、茯神饮之，一剂而愈。至十月产一男。盖妊娠伤寒尤不易治，若不审虚实，率莽攻伐，则经所谓过则杀也。

---

①不育：犹言夭折。

脚气

监司陈元丈公祖患脚气十余年矣，每一发辄数月不能履地。丁亥夏避居骆庄，地邻河堧[1]，兼之湿令大行，疾遂陡作。予候其脉，举之如鼓皮，按之虚软，为中湿独深，脾气亦弱。因与参、术兼防风、独活、山药、薏仁、泽泻、木瓜之属，数剂而步履如旧，又服丸剂数斤，后疾竟不复发。

血虚

孝廉汪魏美暑月楼居，偶以辣沈[2]烹面，尽一大碗后遂觉身体顿热，腹中及四肢骨节俱痛，烦渴不卧。魏美亦博综医理，自疑风热外感。余诊其脉，六部俱芤弱而两关为甚。予曰：此失血之候，昭然无疑也。先是魏美体瘦而多火，素□□物，最忌辛辣。今燥金大行之时而骤进辛辣之物，以致血分大亏，若用疏风之剂，必致重亡其血，故不可误也。至于头痛者，血虚头痛也；腹痛者，血虚腹痛也；四肢痛者，脾主四肢，血虚不能荣筋也；烦渴者，血少则津液涸也。投以四物及清热补脾之药数剂而诸症

① 堧（ruán）：河边的空地。

② 沈：汁液。

悉平。

劳力伤寒

骆平之次媳年十七八，患伤寒，发热一二日，昼夜昏愦，不省人事，两目紧闭，大便连泄数次。予诊之六脉无力，两尺欲脱，讯其家云，捣衣一二时，遂觉困倦发热，因思此劳力伤寒也。若以正伤寒攻之，必死无疑。夫捣衣损腰，所伤在肾，肾主志，故令志昏。肾主二便，司收摄，故令大便不禁。法当清热调元，大补肾气。乃用熟地、归、芍、杜仲、续断及柴胡、茯苓、甘草之剂，一服而止泄省人，再服而平复如旧。

伤暑

沈安佳令郎年十五六，于六七月间患病，头痛身热，不畏寒，呕吐多汗。俗医以为伤寒，和解其表，病势不退。予诊其两寸浮而虚，脉系伤暑，不名伤寒，且证伤寒必畏寒，伤暑或不畏寒，呕吐多汗皆暑证也。与以清暑益气汤二剂顿起。

蛔厥

温陵汝航禅师驻锡曲水庵，以夏月感风暑，往来寒热，身体困倦，并六脉俱见促脉，时医甚为危之。予审病合色，非有□证[1]，及细叩之，乃知病起吐蛔数条。予曰：是也，蛔厥之□[2]，脏气阻乱，虽促无害，但当调养气血，安蛔固脾，则自完复矣。与药数十剂竟痊，促脉亦退。

肺虚痰火

柴尔类夫人年三十许，患肺虚有痰，先起少腹，胀至胸膈，百药无效，忽然自愈，随变为似疟症，每日晡身体大热，痰喘气逆，通夜不得贴枕，向晓作寒战而罢，身体羸弱，饮食绝减。时医以行痰行气清热之药投之，病势转增，莫能措手。予诊之两寸关虚大而无力，右寸为甚，独两尺重按尚为不绝，病虽重可起也。凡所现诸症皆挟痰火，然虚痰虚火惟补气养血可使毕已。投以峻补之剂加减，二陈及稍清火之药佐之。甫四剂，其疾减半，八剂告平。予曰：久虚之人需服丸剂数斤，不然因劳致复，殆难

① □证：当为“危证”。
② 之□：当为“之脉”。

再起耳。其家以为全愈，不须更用药饵，数月后，病果大作。予适往禾中朱孝廉近修所，值近修伤寒未痊，留连数十日，归家始赴其请，则六脉极微而数，并两尺亦数而无胃气。予曰：脉至如偃刀，所谓菀[①]热独并于肾，大法至立春而死，此不可救也。予别后闻更数医，然竟不起，至正月朔日死。

喉痹

骆完宇内人患喉痹，俗名锁喉风，喉间涌出双蛾，闷塞气窍，痰喘垂绝。予曰：太阴司天，兼久淫雨中，贵人者多暴死，况其人素弱，不急救即难治矣。因以芦针从肿处取血，兼以鹤翎涌其痰，并针少商井穴，仍加减东垣普济消毒饮子，含以家秘玉匙丹，应手而愈。本年喉风盛行，予所救皆此类也。

瘀血

缝人于瑞南有一子，年二十许，七月间忽然患右肋下有块，大痛，手不可近，按之状类息贲。先就疡医诊视，以为肠痈也，投药数剂，大抵皆峻厉攻毒之品，其人痛势愈加，饮食大减。予

---

① 菀：通“蕴”。积聚，郁结。《素问·生气通天论》：“大怒则形气绝而血菀于上，使人薄厥。”

偶值于长安沈宅，渠[1]欲求诊候。予讯其得病之因，乃言负重遇雨，遂觉剧痛而归。予曰：经云：强力入水，久坐湿地，则伤肾。季肋腰旁正肾处也。候其脉洪大而空，右尺尤芤，此非肠痈，亦非积滞，盖瘀血也。劳伤之极，阴火沸腾，血不归肝，留伤于肾。因用杜仲、续断、黄芩、归、芎、熟地、红花、延胡索诸味去瘀生新，乙癸同治之法也。一剂而痛止，三剂而如有物欲散者，渠不觉以两手抚摩，其血从大便注下，下尽胃气即开，数日之间平复如故。先是予未脉之初，友人葛惠臣推明部分，极言肾病，不关肠痈。予脉后断之，皆如其言，实相叹服。

痰火咳喘

姨夫朱全古令弟妇，年四十许，忽患咳嗽气逆，不能卧，不进饮食者十数日矣。予偶为沈友延至安溪，因遂诊视其脉，寸口沉而小数，两关尺直沉至骨，各隐不见。予曰：此伏痰郁火也，不可直折以寒剂。因用防风、干葛、制半夏、陈皮、归身、香附、黑山栀之属，一剂而夜卧遂宁，饮食大进。

①渠：方言，他。

蛔厥

安溪沈一贞夫人柴氏，年二十余，患病发热，初起吐蛔数条，即延医调治无效，数日不饮食，兼发晕，不省人事，渐至耳聋气怯，勺水入口必呕，越四十日更七医矣。其母虔祷于天梦神人，告曰：汝欲女疾愈者，必延高医陆君。其母寤而觉曰：昨岁决予娣死生者，乃陆君也。因复延余至沈宅。予至，候其脉刚躁之极，胃气甚少，且上部有脉，下部反空，皆逆候也。余曰：吐蛔发晕，皆蛔厥之症，此缘内伤胃虚有寒故。至于此，因前山楂、枳实诸剂投已多，虚虚之祸，遂至于耳聋绝粒。今四十日，闻服药已三四十剂，胃气重伤，颇难图救，不得已为投参、芪。一剂而呕止，二剂而进浆粥，六剂而耳聋悉除，且能进饭，举家皆以为神。

欲吐不得

族中苍头广孙之妻母，年可七十许，先因食面果诸物，得病发热，欲吐不得吐。至七八日后，予始诊其脉，寸关尚起，惟两尺全无，且察其色暗而不明，听其声嘶舌音变。予曰：《难经》云：上部有脉，下部无脉，其人当吐不吐者死。此妪必不可起，予断断不与药。别后，闻果逝去矣。

伤寒过汗

沈恂如尊圣令亲史夫人，患病头痛，恶寒身热。予初至候其脉，左寸浮而数。予告之曰：此伤寒也。因留疏表药二剂与之，且嘱其家人勿过发汗，知其原本虚，恐亡阳故也。予至海宁一日归，则夫人已服一剂，便即热退身凉，乃过用，重被劫汗。后自觉胸膈以上微有饱闷，予诊其脉，豁然甚空。乃曰：非痰与食积也，必复蛔厥耳。因用乌梅理中汤而愈。

肝积

嘉兴文学王锡虔夫人，夏月为山兵所惊，迁徙萎顿，至秋发疟，左胁下有块如杯，每一举发，辄作寒热，有似疟状，气逆烦闷，殆不能支，延余诊视。予候其六脉，洪而数弱，左关最芤。予曰：此肥气也。《难经》云，肝之积曰肥气，以季夏戊己日得之，使人洒淅寒热，连岁发痎疟不已。遂用人参、白术、山药等味补气益元，玄胡、红花、泽兰、熟地、阿胶、归、芎等味养血行血。一二服后寒热即止，更觉胁下积块渐小。数日后其家人偶以别病复延一医，夫人乘便再令诊视，更服一剂，寒热复作，胁块顿大。夫人惧而弃之，仍服予剂，竟以得痊。

痰饮

海宁文学张尹来太夫人，年五十九岁，患伤寒十八日，身发寒厥，懵不省人，尹来药祷并至，终无所验，不得已为治后事，且驰书招予诊视。予既入门，先望其色，黄白而明爽，予连呼不死。诊其脉左三部及右寸尺皆微弱，独右关一部弦滑数倍以上。予曰：此痰症类伤寒也，不当用正伤寒治之。先为处一二剂，皆用黄芩、制半夏、陈皮、竹茹、生姜、茯苓、前胡、归身之属，服后觉稍安。至第三日，见右关脉滑实之致顿减，重按便已空软。予曰：此必须进浆粥，不然胃气久衰，虞天民所谓胃愈虚而痰愈盛也。其家不听，果觉呕吐气逆转增沉困，虽陈皮竹茹之剂，亦呕不能入。予禁药勿服，专用独参汤并劝进粥，立争始得。及参汤与糜粥交进，始觉胸腹顿宽，前症悉减，更服扶理元气之剂，体觉全安。

附张尹来尺牍有云：

先生以宣公其人擅桐君之术，发青囊之秘，或为伯休[①]高士不二长安，或为轩辕先生[②]隐于罗浮，皆高致[③]也。昨老母病剧，

① 伯休：东汉名士韩康之字。韩康卖药于长安集市，三十多年从不接受还价。

② 轩辕先生：即唐代道士轩辕集，传其能役毒龙猛兽，有分身术，善为人疗除疾病。

③ 高致：高尚或高雅的情致、格调。

粗公致疑伤寒未下例，当禁食。先生独持痰饮兼发胃虚，改用参苓，并进糜粥，扶调本实，竟以霍然。虽越人之□太子[①]，深源[②]之愈厮媪，不足多也。况于小人有母，从此余年皆拜明赐，比于挥戈再中之奇，岂不永兹佩叹乎？

疟疾

二陈汤治疟自有神效，但须各加引经药，并量人虚实及邪气浅深，必表散攻补分铢不爽[③]，便可奏功。若果疟政初形，所感尚浅者，服予药取效，每如鼓之应桴。文学沈辰令向有呕血症，更得疟疾，予以前方去陈皮、半夏，加芍药、归身、麦冬及竹沥、姜汁与之，一服顿止。辰令大喜，为诗一章谢予。此外如抚军吴谔齐年伯尊夫人患疟，江南吕管家病疟及文学沈萼圣令爱病疟，无不一服瘥者。予但以调理气血为先，初不用常山、草果、青皮、鳖甲之类，致伤真气也。诸疟中，惟三阴疟间两日者最难取效。然予遇此病，必为扶理本真，使养正则邪自退，且致慰病人勿过忧虑，但不可求愈过速，单方混传，以身为试，往往轻病变重，重病必危，戒之戒之！

附沈辰令诗有云：

深掩柴扉荒菊畦，欣闻处士到村西。

---

①□太子：当为“起太子”。

②深源：东晋大臣殷浩之字。殷浩精通医术，曾以一服药治愈仆人久病的母亲。

③分铢不爽：犹言分毫不差。

结庐旧识桐君意，采药今逢杏叟携。
杜若不因诗里误，雕胡[①]能办掌中齐。
乍投何减芙蓉鼎，莫令高名女子题。

暴下

文学沈长森尊翁，年六十许，夏间忽患暴下，每一发辄腹痛不可忍，招予诊视，且云因一外亲驰书中有垢谇之语，不觉致怒，遂得此疾。予候其脉，左关洪数过右关数倍，而右关微弱，殆不能支。予曰：大怒则形气绝而血菀于上。肝既受伤，风木自炎，遂克脾土，故令腹痛暴下。投以伐肝补脾之剂，一饮而其疾减半，再饮如失。

劳瘵

又沈长森令郎，年可十二三，患咳嗽夜热一二年不愈，身体羸瘦，医家率用桑皮、黄芩寒凉峻伐之品不下数百剂，日益沉困，举家惊虑。予诊其脉，六部数大，两尺尤甚，知其天真不足，阴火沸腾，击损肺家，渐成劳瘵，然幸数大之中时见软滑，

① 雕胡：即茭白。

尚有胃气可急资补。于是加减八珍并入五味、杜仲、山茱萸之属敛火归元，以保上焦真气，煎丸相继，疾遂大瘳，其家啧啧颂叹焉。

滞下

文学应嗣寅母太夫人，暑月以萑符[①]之警冒雨流徙，遂感滞下疾，每日夜凡七八次，如此四月，医药罔效。召予诊之，见其六脉皆微，而尺中较有力。予曰：此湿热乘阳明下陷，所谓阳精所降也。因为之和血补中气，稍加柴、升引之上行，甫投数剂，竟以霍然。河间云：行血则便脓自愈，调气则后重自除。升而举之，此其调也。

附嗣寅谢诗一首

良友敦古诣，结交重高堂。
殷勤展清燕，困倦终不忘。
伊予婴母疾，历乱愁中肠。
弥旷奄时月，自夏踰飞霜。
沉痼滞不起，祷吁为仓皇。
之子义何笃，步趾投琼浆。
譬彼子乔药，一丸身轻扬。
大命复升跻，感念殊未央。

①萑（huán 环）符：春秋时郑国沼泽名，据记载，那里密生芦苇，盗贼出没。后因以代指贼之巢穴或盗贼本身。

愧无英琼瑶，报子仁惠长。

濡毫咏念德，朴哉成斯章。

痰厥

文学吴仲维令郎，年十四五，夏月患仆地卒倒，不省人事，须臾乃苏。予曰：此气虚痰盛，浊邪干乎心君也。投以参、术、二陈之剂，又以作丸，时时间进，疾遂不发。

附仲维手札

始弟一幼子殇，继以长豚得暴疾，每端坐伊吾，辄复陨地，昏不知人。弟填膺顿趾，莫知所画，偏觅诸幼科，茫无头绪。吾兄布指得之，以为痰厥，因与约方，服后遂觉霍然，今已一年更不再发，岂非神手乎？昨闻兄至阶前，木兰初放，专迓[①]手谈，惟惠前绥[②]幸甚。

血虚

文学邹叔夏母夫人，年七十余，偶以移凳取物仆地沉困，状似痰厥。予扣之，素有蹉跌之病，或从高坠下，或举足有失，少

①迓：迎接。

②惠前绥：驾车相迎。前绥，车前供登车用的挽绳。

年以来不下十数次，及候其脉皆芤而数涩。予曰：此血病也。血者，中焦取气，变化而赤，生化旺，诸经赖之长养，衰耗竭，百脉由此空虚。此缘生育既多，高年血耗，不能荣筋所致，遂以四物汤加红花、延胡、乳香调理半月而安。若不循脉论证，误用搜风燥痰之剂，必致重亡其血，岂不殆哉？

附叔夏谢诗一首

文正未第时，深有岐黄想。
当年岂不学，绝技应难两。
上池有奇书，沉沦迷象罔。
元龙不再瘳，苍舒安得长。
皇天育材心，所患无人奖。
摧君霖雨资，一勺寄滉瀁[①]。
养君龙镨[②]文，溲溺致推荡。
人方此郁郁，君意何勇往。
遂能瞬息间，剔抉穷根莽。
希贤未可阶，文我自精矘[③]。
发针应铜穴，祈灸来怪魍。
悯予贫而孤，小舠不再桨。
刀圭鲁几许，耄耋渐可杖。
因思庸医罪，昔事何多枉。
拨弃不复道，桓侯嗟自曩[④]。

① 滉（huàng 晃）瀁：水深广貌，形容广阔无涯。
② 镨（mǎn 满）：披，覆盖。
③ 矘（tǎng 躺）：眼睛无神，茫然直视貌。
④ 曩（nǎng 攮）：从前，过去。

君今补化工，开先自君昉[1]。

废疾我逃禅，更祈鞭向上。

目疾

目疾一证，丹溪标风热、血少、神劳、肾虚四种。自予历证以来，大约风热者十有一二，必兼时行感冒，骤发赤肿，此疏风凉血之剂可应手告愈。至有沉滞缠绵，连年累岁，泪眵昏障，渐至失明，百计不效者，皆属医学之误，不可不知矣。夫过用风燥则阴血愈亏，过用寒清则化源已绝。予治目疾，确见虚弱则必以扶脾养血为主，盖血既滋生，则目必能视，而况脾为阴首，目又脉宗，东垣已抉其要乎。御儿吴氏有两仆妇，一病目三年，一病目数月，委诸专科，愈治愈危，乃求诊于余。余一为之稍疏风热，一为之急固下焦，而皆以扶脾养血为主，不过数剂，障退复明，捷于桴鼓。又从甥文学徐孝先，于左目气轮忽起一胭脂障，其色甚恶，直贯风轮。予曰：此得之酒且怒，瘀血不清也。因用补血和血、凉血散瘀之药并入竹沥行之，十剂而痊愈。若轻用表散及骤试刀针，岂不变重耶？

即附孝先谢诗一首

韩康名莫避，墨翟守谁攻。

多艺高方术，专精笑拙工。

---

①昉（fǎng 访）：起始。

迹唯村墅隐，情向懿亲隆。

比岁周旋密，今兹里闬[①]同。

一门稀伏枕，贱子忽干瞳。

金蓖求何获，银蟾照虑穷。

殷勤五石散，验治二旬功。

如画呈君德，裁诗达我衷。

谒医江左地，大陆是仓公。

风痰

文学罗象先夫人，年三十许，患怔忡恍惚，夜卧不宁，头作眩晕，虚证蜂起，而体愈充肥。五年之间，日以益厚，疾亦益困，凡诸名医百药鲜效，召余诊视。予察其六脉俱虚，而两寸尤浮。予曰：此风痰客于腠理，曾未疏达，遽用补药关阑[②]，痰邪何由得愈？如胆星一物亦曾用否？象先曰：虽百药杂投，终无指为风痰议用胆星者。予遂用陈年胆星、贝母、前胡、荆芥等药五剂而眩晕悉除，怔忡稍定，臂为减半，腹亦收小。象先大喜，更召余诊视。予曰：尔寸脉已平矣，用十全大补汤加五味子作丸调理痼疾。遂尔全愈，亦一快也。

---

①闬（hàn 汉）：里巷的门。

②阑：门前栅栏。

吴子虎家十一案

文学吴子虎为抚军吴谔齐年伯仲嗣，博涉经史，词章特妙，兼以多病，遂精方药。戊子邀余至家，允内外有恙皆令诊视。最初母太夫人病疟，一服瘥。又其姊曹夫人病发热飡[1]泄，亦数服瘥。又其嫂词林夫人春间患寒热，腰膝痛楚，亦一服瘥。又子虎夫人七八岁时曾随其父任督学，被兵惊遁，遂有鼻衄之患，十年以来无日不发，而长夏为甚，注碗倾盆，委顿已极，百药罕效。予候其脉六部细损而数，两寸关尤芤。予曰：衄因惊致，惊则气乱，不能摄血，且惊气入心君，脏久虚，孤阳不敛，沸腾而上，不当专用补血凉血之剂。因于补血药中加参、茯、芪、术、五味、麦冬、牛膝、薏苡之类，数服而愈。复以作丸，时时服之，遂断根原。又其岳母督学夫人患三日疟已三年矣，服他药或得暂愈，不数日辄发。予诊其脉，邪结三阴，凝滞作郁。用东垣升阳散火汤加减，数服疟止，竟不再发。又一仆患腹痛膈闷，叫呼不可忍，医者用槟榔、枳、朴，其痛欲死。予候其脉曰：蛔厥也。投以乌梅、芪、术之剂，吐一蛔而愈。又一仆苦白浊，投以利湿热兼升举之药，再服而效。又一仆伤寒颐毒，投以祛风除湿、养血固脾之药而安。又一仆病腹痛下血，日苦后重五六次，予候其色脉皆实，投以槟榔、枳实之品，一服而痊。又一仆妇病痛风，

① 飡：通"飧"，熟食。《战国策·中山策》："以一壶飡得士二人。"

投以羌、防、归、芎、芪、术之剂，一服痛止，后调理一月而平服如故。又一仆妇患脐下及小腹隐痛，每下午辄发，如此三载矣。予投以行痰补脾之药，其痛遂止。子虎向于经方本草一览无遗，至是见予多验，遂复留意脉诊于予，殆有心契焉。

附子虎手札于后

家姊自服盟兄所定药方，咳痰顿减，因遵此成则，汤液继进，遂使弥年沉痼旬月便平。虽元化持铁，仲景量药，其神验无踰于此。前疾之初作，众人咸谓之不能措手，而盟兄以为可愈，同犹窃怪，而今竟获效，岂非经所称色脉可以万全者哉？

中满

太学吴思可，年四十余，患中满证，所服芩、连、枳、朴之品不下五十余剂，又投大黄二次，胸膈愈闷，粒米不能入咽。予诊其脉细弱已甚，止两尺犹为有根，或可图救万一，且外证鼻笑善怒，皆胃极虚之候也。然其人性不喜参，予投以升阳扶胃之剂，因嘱彼家人密置参其中，连进三服，辄复入粥糜矣。而旁媪误泄思可，因怒不肯饮，复更数医，竟以告殂[1]。又海宁张孝廉元岵夫人患中满证，亦以多服枳、朴、藿香遂致不起，与此略同。又文学沈恂如，系予旧馆主人也，秋间患寒热间作，中满呕吐，饮食不入。予按其脉虚浮而滑。余曰：胃气过伤，痰挟外感，呕

---

①殂（cú）：死亡。

吐之多，是阳明所伤为重也。若先用小清解之剂，后用六君子汤倍加参、芪，旬日可起。然愈后当苦足痿，足痿半月而安。恂如依予言，多购参、芪大剂续进，愈后足痿咸如予言。夫此三人者，所患悉同，而二人为庸医所误，予至莫能措手，惟恂如初病即用予药，重获保全。丹溪所云，气虚不补，气何由行，岂不信乎？

附恂如昆季[1]手札于后

恂如札云：别后遵台命，每剂加参三钱，乃始进饭，至其现症，悉如台谕，分毫不爽，宛若烛照而数计者。又萼圣札云：家兄服神剂后颇臻奇效，所留医方论说有同铁案，殊不可易，家兄未能操笔，特嘱致谢。

辨证偶载

医家以证合脉，可以万全，然每见庸医误人，率由不能识脉，以虚为实，认热作寒，指下一差，虽腹笥盈车[2]，杀人愈速。余自弱冠以来，辄意解脉理，决死生多验，此类性成然，实未辨药物也。后为亲友强索方法，因研究医籍，始得精义。然后知读书既多，论证辨色已得大半，即不诊脉亦有可截。如盐官孝廉朱方庵问渠内兄霍乱，群医用藿香正气散，亲见脉势渐就微脱而

---

①昆季：兄弟。

②腹笥（sì四）盈车：腹中所记之书籍装满车。比喻读书多，学识渊博。笥，书箱。

死。予曰：此失于温补也，死时必手足爪甲俱青。方庵惊为确然。又进士张嗣留问：尝左鼻孔衄血如注，右孔独无。予曰：此大肠血热，逆行也。《黄庭经》注：左孔属庚，右孔属辛。嗣留以为向有痔疾，今若大肠结燥实如予言，一座嗟服。又文学洪玉，其令郎招余诊视，予先望其色浮黄而青。予曰：此脾病湿热，见虫气也。当喜何等物？渠言脾病三年矣，实喜甘菊累十数碗不止。又尝与文学吴子虎游后园玩花，子虎好为方，予见其仆面夭白不泽，因指谓曰：君之苍头必有所大脱血。试问之，对云：自顷苦牙宣不得止。子虎欣然称赏。凡此偶举数条，予皆不及视脉而洞若见垣，岂仓公之视舍人，张机之望仲宣，亦复下学之可企耶？《难经》曰：望而知之谓之神。《内经》曰：上古使僦贷季，理色脉而通神明。色之变化，上帝之所贵，医者正不可忽。

虚劳

虚劳一证最不易挽救，而传尸痨虫互相渐染者尤难措手。夫岂术之不工，盖以殗殜[①]飞尸，实是非药物所能独治。古人致叹于灭族灭门，良可悼也。予遇此症，察其有异者，先以熏手取验，后乃用药驱虫，兼于朔前一日焚香齐素，书北斗符，五鼓颂北斗真言，投符用药，要令尸虫飞越而去，以此往往奏效，大有

① 殗殜（yèdié 夜蝶）：病不太重，时卧时起的样子。此指传尸之病貌似轻浅而实深重。

神奇之处。如海宁文学张尹来，即予门下士，其内人忽患咳嗽夜热，痰中带血，势甚危，因延予脉之。予诊至一二时许，两手无脉。因予问尹来，知其平日有脉，因思此必尸虫所为也，其性通灵，欲避医药，故先匿其脉耳。予甚怒而恨之，即以药和香，令其内仰手熏之。俄顷手指尖出白毛，冉冉长寸许。尹来始悟其内前临妯娌死丧哭泣，觉有物入鼻，遂得此疾。予曰：是也，此尸虫入肺，安所逃也。即为用药，先伐其虫，次补其虚，一二月内便即平复，十月内受孕生男，母子俱健，今其子已三岁矣。又崇德文学吴子虎令姊，以夏月感劳症死，死后即有劳虫飞出，状如蚁虫，而有小翅，往来满屋，何止数万。子虎即以是日得疾沉困，咳嗽发热，呕血吐痰，召予诊视。予欲以熏手验之，子虎心知其故，嘱云不必熏取，竟从虫治，因为投符用药，三月后渐以霍然。凡此之类，几与造化争权，司命夺魄，然亦须医家修德以格天，病家积善以弥祸，方有回生再造之功。而又必如《证治准绳》所言，八十日以前急图营救，庶获保全耳。过此则取虫滋补，百无一生。凡病者安可不蚤从事，而必待越人之却走耶？

伤暑

文学邓仪操为进士张嗣留表弟，夏月觉头痛身热，自服九味羌活汤二剂，大汗不止，呕吐沉困，召予脉之。予因嗣留精医，拉与俱往。告之曰：脉虚身热，得之伤暑，暑伤于气，所以脉虚。今仪操之脉颇为虚迟，乃暑证也，而误发大汗，胃气中寒，所以呕逆，若不温补，即有亡阳之虑矣。嗣留颇以为然。遂酌议投理中汤一剂，呕逆即退，神气已定，四剂告平，嗣留有力焉。

脾泄滑精

海宁文学潘汝瞻，童年即患脾泄，至弱冠后无一日坚实，又滑精三年，大肉尽脱，著床不起，小便与精都无分别，自昼至夜，但觉浸淫不止。医学万方尽不能效，惟有束手待毙而已。忽一夜梦一神仙，庞眉皓齿，跨鹤吹笙，从云际直下。汝瞻即扶伏哀求，以头抢地，冀延垂绝之命。神仙不觉怜之，畀[①]以一杖云，扶此当起。旋指床下二童子云：此二小儿为患，须觅九十六两泥压之。比仙去后，见二小儿，年可八九岁，披头，扬言云：久留于此，此本欲有所为，今九十六两泥至，即其力甚大，我辈必为所苦，不若去之。汝瞻明旦震悟，不知其指。其友查子怡旷，年少负俊才，为之解曰：九十六两者，陆斤也，泥者，土也，应是陆先生名圻者也，盖往请焉。比余过诊，告之云：医家大法，骨痿不能起于床者死，大肉尽脱，九候虽调，犹死。有此二死，不见一生，奈何求活耶？然以其梦奇，姑与以人参、阿胶、山药、芡实、续断、菟丝子六味作散，每进五铢，每日间进，多多益善。乃服终，一日而滑泄减半，三日而滑精止，五日而脾泄亦止，十日而胃气大强，肌肉骤生，五十日而步履如旧。至今海昌

①畀（bì 必）：给与。

诸公相传为异，夫秦缓之绝巧，不能锄二竖于膏肓，知藏之精工，不能逐亡妾于灵府。而予于汝瞻以极平和之剂竟获奇效，徒以汝瞻命不当绝，故鬼神委屈作合以求其生，即药入奏功，颇亦类有神助者，匪予之伎为有越于先轨也。

肺痈

文学邓铭丹，患膈间近右处隐隐作痛五年于兹矣。至庚寅之秋，寒热骤发，其痛愈加，铭丹过予脉之。予曰：中府云门作痛，兼之寒热并发，此肺痈将成矣。投以清肺保肺之药三剂，而其痛移于左处，寒热尽退，十剂而其疾脱然，铭丹称叹不置云。

产后腹痛

孝廉朱近修令妹，素患体羸，产后腹痛壮热，气逆呕吐，目不交睫者六十日，粒米不入者三十日，兼值长夏，势甚危殆。医者率用厚朴、香附，其疾增剧，召予治之。予曰：气行则血行，犹夫唱则妇随也。今正气亏丧，恶露瘀塞，结成大瘕，留于清道，故中膈作痛，饮食不入。又血分行阴二十五度，故夜即增剧，不能安寝。法当用参、芪、归、地大补气血，及稍加和血行血之味。一服而神安，熟睡至巳午间犹然未觉。近修喜而告曰，是回生之机矣。此后仍服前药，腹痛渐减，饮食渐进，秋冬之际康复如初焉。

血瘕

杭州沈薇亭药室中沈甄候[1]夫人，左腹旧有痞积，新产气虚，推于脐下，小便不通，大便里急，饮食不入，叫呼作痛。医者认为痢症，连投数剂不效，谢去不治，已备后事。予查脉视色，知其未是死症。因曰：左属肝，血瘕也。今乘产后气虚，邪之所凑，推于脐下。况其分野为膀胱、子户，泌别清浊，以有物间阻，故令二便不行，非痢症也。法当行血为主，而气虚即血不能独行，遂用人参三钱兼归、胶、延胡、红花、牛膝、肉桂、木通各味配合作汤，一服而腹痛顿减，二便大通，恶露亦下，饮食可入。明旦甄侯大喜，索还买棺之价，归塗[2]谢余焉。

痰喘

文学朱石磐夫人，向苦体弱，忽患一乳痈，其家以疮口未合用黄芪托里，二剂而痰喘气逆，不能仰卧，时作呵欠一半辄止，

①候：与下文“侯”不一致，疑误。
②塗：道路。亦作“途”。

呼吸不通，几于闷绝，人理昏瞶，命在须臾。予察其脉曰：此必忧郁所伤，悲思气结，兼以骤感风寒，猝与药遇，内伤之郁既不得舒，外感之邪又不得发，故令有此急症。然脉候九至而错乱，离经之状，其事危矣。石磐云：内人因丧女之戚，月下祇徊，不觉泪下，顷之飙风[1]骤至，渐觉寒栗，归房饵芪，实如君言。予因投以羌活、防风、前胡、桑皮、萝白子[2]、胆星之类大泻肺金，嘱其服药贵频而少。乃药甫入口，即觉肺家右孔略开一窍，呵欠可出，呼吸可通，肋膈大宽，渐得贴席睡卧。数剂之后，竟以无恙，石磐深相信服。

中风

海宁文学潘君赏，年四十八岁，体素充肥，以辛卯正月醉饱过甚，夜起更衣，忽然迷仆，痰声若雷，颜赤如妆，半身蜷曲，不省人事，举家惶急。予为加减排风、省风之类，投之神明渐苏，诸症悉退。一月后，六脉尽平，改用六君子汤调理而安然。此唯气实者为然，多有挟虚而作者，所谓东垣主气是也。于初中时即非参附不救，概用前药，何啻千里。近世论医多以古人尚泻，今人尚补，以为古医多起西北，其人类多充实，故可攻伐。殊不知理中、四逆仲景未尝不举以并用，而况洁古即易州之人，明之实东垣之产，宜皆以推荡为功而谆谆设教，何故痛戒推残，

① 飙（biāo 标）风：旋风，暴风。
② 萝白子：即莱菔子。

多行温补耶？予尝诊一高丽女子，年可十七八，以播迁之余，久得心疾，视其六脉浮软无根，得补而愈。乃知生民以来，质禀有余者常少，赋予不足者常多。东海北海，此理悉同，未可奉子和三尺之法，遂为卫生之秘要也，嗜攻者其谨诸。

校注后记

一、陆圻医术特色初探

陆圻，字丽京，又字景宣，号讲山。明万历四十二年（1614）生，卒年不详，钱塘（今杭州）人。作为“西泠十子”之一，陆圻留下了丰富的文学作品，其领导开创的“西泠派”，在文坛上占有重要的地位。

明亡后，陆圻于顺治二年（1645）绝意功名，徙业为医，“卖药海宁之长安市”，因医术高明，求治者甚多，以致出现“户外履无算”的壮观场面。陆圻医术，其友人、同道均给予极高的评价。盟社友人张标赞曰：“世所称最高笃之病、不解之症，群医谢却者，陆子类能应手起之，又往往通于神灵，为竖祟所畏。”著名医家李中梓评价：“盖殷中军之妙解经方，羊敬元之善疗危困，偶一为之而适造于神奇也。”现将陆圻医术特色总结如下。

1. 取法诸家，师古不泥

陆圻医术，源于经典，师于各家，如刘河间、李东垣、张元素、朱丹溪等，并结合自己的临床经验加以灵活运用。正如李中梓在《医林新论·序》中云：“丽京之于医，其学博，其思精，既能兼备众美，又能迎合病机。”陆氏认为：“今人之病，非即古人之病，而今人之方，多执古人之方，宜其所投之无验也。”

临证必先审证，脉证合参，“是实热则用河间，果系虚羸即施东垣，宜汗下即用子和，真湿热乃任丹溪”，避免遣方用药漫无所主，又偏有所宗的弊端。如李东垣所立补中益气汤的临床运用。陆氏从《黄帝内经》阴阳升降理论出发，指出中州脾土是人体阴阳升降的枢纽。补中益气汤用参、芪、术、草补中州元气，柴胡、升麻提下焦真气奉中州之土，实为脾胃不足、肝肾有余者所设。陆氏根据《神农本草经》所注，柴胡“下元虚，决不可用”，升麻“上实下虚，切勿轻投”，批判了时医不问下焦虚实而一概投用的错误。他结合自己的临床经验，“脾肾虚乏之人，其下焦充实，可用升提者，十不过一二，而上焦心气不足，下焦肝肾俱虚者，十尝八九”，订立补中益气、调养心肾的良相调元汤（人参、黄芪、白术、甘草、归身、五味子、远志、茯苓、杜仲、山茱萸），取得了良好的临床疗效。又如夏月暑病，时医多用香薷饮及六一散。陆氏认为，香薷饮及六一散均耗伤人体正气，反致招暑引邪。陆氏进一步分析：“长夏火盛之时，则金须囚伏，值夏季土旺之候，则水被刑伤。”中暑的原因，根本在于人体真元不足，肺肾受克，宜用补益药物治疗。陆氏遍考方书，只有清暑益气汤及十味香薷饮二方可用于暑月调理。但清暑益气汤中青皮、葛根，十味香薷饮中香薷、厚朴，非虚人所宜。他在李东垣清暑益气汤基础上灵活化裁，创立河朔避暑饮（人参、麦冬、五味子、茯神、扁豆、远志、甘草、山茱萸、归身、白术、黄芪、木瓜）。此方“有暑可以御邪，无暑可以固本”，诚为夏月暑病调理之良方。

2. 望色为先，脉诊为重

《难经》曰：“望而知之谓之神。”四诊之中，以望诊为首，往往为医者忽略。《素问·脉要精微论》曰："察五色，观五脏有余不足，六腑强弱，形之盛衰，以此参伍，决死生之分。"陆圻穷研医籍，已得望诊之精义，"论证辨色已得大半，即不诊脉亦有可截"。一则望色定预后。如朱方庵内兄霍乱，群医治以藿香正气散，脉渐脱而死。陆氏察其手足爪甲俱青，知必失于温补而亡阳。二则望色明诊断。如赵开元之仆人，伤寒发热五六日，不饮食，不大便，面戴阳，脉极浮数而按之豁然甚空。若以伤寒合色脉，似为真阴证。陆氏抓住唇色紫这一特征，弃证舍脉，判断其为蛔厥，治之乌梅川椒汤而愈。三则望色抓病机。如洪玉之子，面色浮黄而青，陆氏指出此为脾病湿热，与洪玉之子患脾病喜食甘味相合。

临床疾病复杂多变，把握证机的关键，非脉诊莫属。丹溪云："气口者，脉之要会，故能知人命之死生。"寸口脉诊法《黄帝内经》已有详细论述。《黄帝内经》将大小肠之脉定于两尺中寻取，而王叔和《脉经》以小肠配于左寸、大肠配于右寸，这使得后世医者莫衷一是。针对这一问题，陆圻认为，《黄帝内经》以大小肠配两尺，是从脏腑部位的角度，《脉经》以大小肠配两寸，是从经络表里的角度，故两者均不可偏废。他结合临床经验进一步分析："大肠秘结而右寸脉数者，则当并清肺火，右尺脉数者，则当并清命门之火。小肠闭结而左寸脉数者，则当并清心火，左尺脉数者，则当并清肾火。"使后学有豁然开朗之感。陆圻于脉诊实践，亦有丰富经验。陆氏告诫后学："医家以证合脉，可以万全。然每见庸医误人，率由不能识脉，以虚为实，认热作寒，指下一差，虽腹笥盈车，杀人愈速。"如治沈志摩身发潮热、头痛烦渴。学生寿汉回认为："身热，头痛，脉又浮数，外感不疑，法当表散。”陆圻从六脉皆芤，判断此为血虚身热，宜养阴血，及时纠正了学生的错误，投以当归、地黄之类药物，一服而安。

3. 寒热虚实，辨证施治

明晰辨证，为治病之不二法门，而辨证之要，在于辨别寒热虚实。针对伤寒病医者与病家拘泥于阴证、阳证，疾病误于疑似之间，陆圻提出以寒证、热证代替阴证、阳证，使病家无所疑，而医者可以正确施治。“凡口得寒物、身中寒气，及阳虚生外寒、阴实生内寒者，皆寒证；凡口得热物、身中热气，及阳实生外热、阴虚生内热者，皆热证。”至于热证似寒，寒证似热，审脉辨证是关键。如徐誉星亲翁家两仆人，同时患伤寒各四五日，时医以为阳证，竟投芩连之剂，病人皆不醒人事。陆氏诊之，候其脉满指浮洪而略按即全无，断其伤寒阴证，本当回阳救逆，但因误服苦寒药物而导致除中，两仆终因误治而亡。

遣方用药，是辨证的最终目的，也是治疗成败的关键一环。针对时医用药喜寡恶多的现象，陆圻提出，用药无论多寡，均应根据病情需要。他进一步指出，遣方用药的原则，应根据寒热虚实辨证的不同而施治。如治张尹来太夫人，患伤寒十八日，身发寒厥，懵不省人，家人已备后事。陆氏望其面色黄白而明爽，知其尚可救治，诊其脉左三部及右寸尺皆微弱，独右关一部弦滑数倍以上，断为痰证，用黄芩、制半夏、陈皮、竹茹、生姜、茯苓、前胡、归身等药。二剂后稍安，右关脉滑实顿减，重按空软。针对外实内虚的病机，陆氏嘱进浆粥以养胃气，但家属不听，病转呕吐而药食不进。陆氏再嘱禁前药，用独参汤并劝进粥，终使病情得以转机而愈。

4. 天行疾疫，推明运气

运气学说是研究气候变化及其对人体的影响，是中医学天人合一思想的理论基础和主要载体。《黄帝内经》通过五运六气，分析自然气化作用影响人体疾病的发病、病位、病性及其传变规律。正如陆圻所述："运气之理，具五行之精义，泄天人之奥秘。"陆氏认为，天行疾疫，"大而乡郡百里，小而村落一家，老幼男妇，互相传染，病情首尾，不爽纤毫"，为运气异常所生之病，在病机、诊断、治疗等方面，均与六淫、七情等本气所生之杂病迥然有别。诊断之时，不可拘泥于脉，当推明运气，应用脏腑补泻法通行治疗，则"一人愈而千百人愈"。如骆完宇之妻患喉痹，喉间涌出双蛾，闷塞气窍，痰喘垂绝。陆氏分析当年太阴司天，久淫雨，喉风盛行，患者体弱而病重。以芦针从肿处取血，兼以鹤翎涌痰，并针少商穴，治之普济消毒饮，含服家秘玉匙丹，应手而愈。对于时医之中，有极力推崇运气学说者，亦有主张废除运气之说者。陆氏认为，不可武断废之，也不可全盘照搬，应审查病情，根据实际情况加以灵活运用。对于本气所生之杂病，只须切脉审症治之，切不可机械运用运气学说而误治。

5. 循因种子，广嗣有方

生育为人之本能，但种种原因导致不孕不育者自古至今比比皆是。陆圻为之胪列尽变："有男子精寒、精热而不生者；有女子宫冷、宫热而不生者，经期不准而不生者；有元虚而不生者，有气阻而不生者，有血弱而不生者，有血滞而不生者，有痰壅而不生者，有肠胃湿热而不生者，有经脉隧道郁遏而不生者，有情志暴怒或忧郁而不生者，有天阉而不生者。"陆氏认为，种子之秘要，是针对不孕不育的原因分别处置。陆氏特别指出，世人种子之方概以热药益精，调经之剂只唯四物养血，当寻其根原而治之，不应局限于调经种子本身。受孕种子之时，强调夫妻双方先“调之柎之，勿即为之，挑之鸣之”，排除杂念，“务使两意欢谐，百脉齐到”，这样才能阴阳感召，神气交融，阳施阴受而有子。对于影响孕育之因素，如女子外貌之美丑、男子身体之强弱、受孕的时机把握，陆氏认为并非绝对，而修德行善，加强德行的培养，却是调经种子的第一要务。如李晋县、王子谷、张佩将三人无子，陆氏以上述广嗣之论宣教之，未服药物而其妻皆有孕，可谓“心通其意”，广嗣有方。

6. 祛疾防病，饮食宜忌

《金匮要略》指出“所食之味，有与病相宜，有与身为害，若得益则益体，害则成疾”，说明饮食宜忌对疾病的发生和痊愈极为重要。酒糟作为酿酒的产物，香甜醇美，受人喜爱，故江南等地有食糟味的习惯。《本草》言糟之性味甘辛无毒，苏恭言其主温中、消食、除冷气、调脏腑，李时珍言其能活血、行经、止痛，治伤损有功。前人均未提及糟味之害。陆圻根据临床实际，并结合自己食糟后头风病发作的亲身体验，指出食糟可致病情加重，或者愈而复发。陆氏进一步分析，糟“性最喜动人之痼疾，薄肠入髓，无处不到”。无病之人，固不能伤之。而有病之人，糟味之邪与人身之邪气为类，助邪害正，如鼓应桴，必须“痛戒之”。

江南暑月，常有布德行惠之人，或施茶茗，或舍香薷散，以之为防暑之法。陆圻认为，暑月之人，“劳伤困惫，元气已虚，茶茗性凉消克，冷饮则腹痛泄泻，热饮则散表出汗”，导致胃气虚弱，反而易感暑邪而发为中暑之症。香薷饮则以香薷发表，走散真气，使人腠理不密，厚朴攻中，摧陷元阳，使人胃气虚弱，均可招暑引邪。陆氏推荐乌梅砂糖汤食疗之法：“施汤饮者，热汤则宜调入砂糖少许，冷水则宜调入梅浆少许……收敛真气，大助元神。”此汤口味清凉爽口，既能补充元气，又能清暑，可谓简便廉验。

7. 初学戒行，以正医德

陆圻行医，活人无数，受其影响从陆氏学医者，亦不计其数。陆氏课业授徒，极其重视医德教育，必授学生十二戒行（第十二戒已佚）以正其医德，医德正而医道正，进而医业乃成。这些医德教育的内容在当今亦具有参考价值。一戒不学无术。学医应掌握扎实的医学理论，临证才能胸有成竹，不致手足无措。二戒习尚奇诡。遣方用药，贵在当机，注重实效，避免吊诡怪癖，耽误病家。三戒妄言祸福。行医当出言谨慎，不可妄言祸福，哗众取宠，愚弄病家。四戒忮刻蔽贤。医者治病，无效则精思改方，再无验则病家另请贤能，不可固执己见，排挤他人。五戒雷同植党。医者诊病，应据实情处方，不可曲徇情面，联结众医，同声附和。六戒夸诞不实。医者本色，当朴实无华，避免衣行奢豪，谈论矜诞。七戒过后自誉。医者治病，当顾病家性命，坚持己见，力排众议。病家愈后，需顾他人名声，不可叙己之功，形人之短。八戒贪黩嗜利。医者治病，不问贫富，均应尽心调治，不可趁人之危，索券索偿。九戒举止轻佻。医者诊病，当瞻视端庄，威仪严肃，不可举止轻佻，行为无道。十戒传送恶言。医者诊病之外，遇亵语琐谈，当缄默自处，遇机密耳语，宜摒身远立，不可传言而生事端。十一戒胁肩谄笑。医者行医，不必刻意奉迎巴结，当敬而无失，恭近于理。

总之，陆圻作为明末清初钱塘医家的典型代表之一，具有扎实的医学理论和丰富的临床经验。其医理崇尚经典而每多发挥，医术取法诸家而讲求实用，对后世钱塘医家学派的形成具有重要的影响。

二、陆圻与钱塘医学

明末清初，生产的恢复与经济的复苏，民众安居而人口兴旺，科技文化教育的发展，自然为已有深厚积淀的中医药文化提供了全面发展的基础。浙江钱塘（今杭州）在地域上处于我国富庶的长江三角洲南端，人杰地灵、人才辈出，自南宋建都以来一直是江南的政治、经济、文化中心。在这样的时代背景与地域环境中，浙江钱塘出现了我国医学史上鲜有之繁华局面，医家云集，人文荟萃，可谓盛极一时。武林有皇甫嵩，仁和有倪朱谟、倪洙龙、王梦兰、沈晋垣，钱塘有方谷、方隅、王继鼎、潘楫、潘构烁、陆圻、卢复、卢之颐、张遂辰、马更生等。本文试以陆圻为例，从钱塘医学源起、钱塘医学生态、钱塘医家学派、钱塘医学传承四个维度，探讨明末清初钱塘医家对钱塘医派产生和发展的影响。

1. 从陆圻人生轨迹看钱塘医学源起

陆圻生于明万历四十二年（1614），据康熙《仁和县志·人物》记载，陆圻自幼聪颖异于常人，善思而好学，读书过目不忘，六七岁即能诗，有神童之誉，为父所钟爱。陆氏性情温良，喜成就人，平生未曾言人过。全祖望《陆丽京先生事略》评价曰："门人后辈，下至仆隶，苟具一善，称之不容口。"陆圻与三弟陆堦、二弟陆培均以文学、志行见重于时，号称"三陆"。陆圻十分孝顺，对生病的母亲关心侍候周到，故也研习医学，精通医术。

明清鼎革之际，陆圻目睹国破家亡，“怀江东山榷……感录旧之余悲”，发出“自比秋零，生憎命薄”之叹，于清顺治二年（1645），“长辞文苑，徙业医流，卖药于御儿道中，悬壶于长安市上……永脱儒林之藉”（《威凤堂集·辞盟社启》）。回忆前朝旧事，陆氏又多有即景怀古之作：“海天东望暮云横，野外寒吹机杼鸣，方丈神山通御气，高原古树满秋声。养生幸有嵇中散，采药应同向子平。侧足更愁龙卧处，新传烽火满江城。”（《威凤堂集·与柴虎臣、陈际叔、汪魏美秋眺时，三子适徙医业》）陆氏借登高远眺秋日萧杀之景，抒发明末遗民入清后弃绝仕进，隐匿于西泠山林之中，以岐黄读书为业的淡泊之志。

遭受鼎革之变的清初钱塘文人，走弃儒从医之道，被视为“不为良相，即为良医”之志的最好实现途径。有反清复明斗争失败，隐而从医者，如潘楫，明亡后乐医道而不仕，自拟清凉居士，卖药都市中，因医术高明，以至“申酉后，文人墨士疏笔砚，弃制举，皆负笈邓林之门”。有仕途不顺及体弱多病，转而学医者，如张遂辰，“少习举子业，应试不售，退而穷综四大部，及于星文、历象、医学、内外典，尤精于《易》”。又因少时体弱多病，遂日检方书，医术渐精，著书立说，教授门人。这一时期大批钱塘文人的弃儒从医，为钱塘医派的产生奠定了人才基础，形成了特有的儒医文化。

清初钱塘文人著述之多，则是明末读书著述之风影响的直接结果。杭州又是文人儒士比较集中的地方，他们有着较高的社会地位和文化素养，因而在医学理论的总结研究、整理推广方面有着得天独厚的条件。如陆圻所著《医林口谱》，经嘉兴名医周笙纂注增补而成《医林口谱六治秘书》，世奉为临证之指要；钱塘医官方谷著课徒教材《医林绳墨》，世奉为临证之龟鉴；潘楫所撰脉学专著《医灯续焰》，世奉为临证之秘要。倪朱漠遍访耆宿编成《本草汇言》，对后学常有启迪；卢复历时十四年撰成《芷园臆草存案》，于本草之学多有新义；卢之颐著《伤寒金媲疏钞》，医难析疑；张遂辰著《张卿子伤寒论》，自成一家。这些医籍、医著的撰写与传播，是钱塘医学文化的重要载体，为后世钱塘医派的繁荣提供了丰富的医学理论储备。

2. 从陆圻人生转折看钱塘医学生态

康熙元年（1662），陆圻因受庄廷鑨"明史案"的株连，差点丢了性命。庄廷鑨为浙江湖州乌程南浔镇富户，系一双目失明的瞽者。他欲效左丘明而产生私撰明史的意愿，遂以高价买得明朝天启大学士朱国祯的明史遗稿，于顺治十一年（1654）腊月，延揽江南一带有志于纂修明史的才子十余人，对全书加以修改、润色、删补，编成《明史辑略》一书。书成，由庄廷鑨的岳父朱佑明出资刻印，流传于世。从其书中可检索出数十条有碍当朝的犯禁"悖逆文字"，故为人告讦。康熙二年（1663）五月，庄廷鑨私撰明史案经审判终结，将庄、朱两家和参与该书编撰人、作序者及其父兄弟子侄年十五岁以上者，暨凡校阅者及刻书、卖书、藏书者计七十人斩决，其中十八人被凌迟处死。受此"明史案"牵连者达千余人。陆圻并未参与纂修《明史辑略》，庄廷鑨因其名高，把他名字列在卷首。陆圻事先并不知情，枉受株连，械系刑部，几濒于死。经如实陈述暨多方营救，才得脱干系。陆圻在被押解赴京途中，路经镇江金山寺附近时，遥听山寺暮鼓之声，曾发誓："此去帝京倘能活着回来，一定削发为僧，遁入佛门。如有食言，则有如这江水之逝！”后在狱中日益萌出世之图，事白后叹曰：“今幸得不死，奈何不以余生学道耶？”于是陆氏在父母去世后，就弃家远游，入粤拜谒天然和尚，皈依佛门。陆圻在岭南云游之时，于韶州恰逢飞来寺大汕和尚，老友相逢，倍感兴奋，促膝作长夜之谈。大汕作《九日前一夕泊韶州逢陆丽京》，赠陆氏“壮志不因谈剑得，余生当为著书留”以安慰无家可归的老友。

“明史案”是清廷为打击江浙文士而制造的一个特案，它的发生，助长了以文字为武器迫害士人的恶行，制造了恐怖肃杀的文化氛围，他们或隐逸山林，或为僧为道，形成了清初前无古人的逃禅现象。大批逃禅人士的出现，使得江浙一带士僧交游频繁。钱塘医家在调和宗教情怀与儒家文化立场的同时，亦从佛门汲取资粮来反哺医学。如钱塘医家卢复幼习岐黄，研读古今医书，兼通大乘佛法，常以佛理阐述医理，与钱塘文士、医家、佛法大师结交广阔，知己颇多。卢复子卢之颐幼承家学，与佛法大师多有交往，论医似父，且多参以佛理禅机。这些钱塘医家的医学实践及医学观念在“儒”“医”“禅”互动中发生了显著变化，成为钱塘医学嬗变的重要关键。

“明史”案的发生，也给文化发达，文人富集的江南人士心灵构成极大的震慑和莫可名状的戕害。正如陆圻所云：“自古文士之祸，未有若斯之烈者。”此案一方面导致钱塘文人在心灵遭受威劫后，形成寒蝉凄切般的心态，纷纷从文学创作转向医学活动，将晚明的尊经复古之风带入医学领域，为钱塘医学的活跃和繁荣提供了契机。另一方面，导致明代中后期以来蓬勃涌现的文学社集活动的衰落和流派纷呈的文人社团的重构，促进了聚众研讨的医学社团活动的形成，逐渐发展成钱塘医派集讲学、研经、诊疗一体的中医教育模式。

3. 从陆圻学脉看钱塘医家学派

学脉，犹言学派，本专指儒学的流派统序，后泛指学术的流派统序。学脉不仅以某些领袖人物为中心，形成固定的创作群体，而且具有相同的学术主张和大致相近的学术风格。学脉对流派和群体的形成具有重要作用，尤其是特定地域内的学脉，会为地域性流派和群体的形成，提供紧密的关系纽带。明末江南文人群体兴盛，文人社团纷起，是学脉形成和发展的重要条件。陆圻作为西泠文坛领袖，曾与柴绍炳、吴百朋、陈廷会等十人结登楼社，世称“西泠十子”。这些社团活动既为文学创作提供了广阔的天地，也为医学活动创造了有利条件。卢之颐《本草乘雅半偈·序》云：“岁在庚午，武林诸君子大集余舍，举仲景两论及素灵密奥，期余一人阐发。”可见当时已经形成学社形式进行医学研讨。学社研讨为医家们拓展了交流视野，传递了大量的医学信息，促进了钱塘医家学派的产生和发展。

在明末清初钱塘医家学派形成的早期，学脉是文士、医家之间的联系纽带。文士张潜庵早年随陆圻习儒，在陆氏弃儒行医后，又随陆氏学医三年。学成后张氏前往富春、南浔悬壶行医，成为影响一方的名医。张氏将行医所得辑为《张潜庵诊籍》，陆氏在本书序言中，将两人定义为事实上的互为师徒关系：“余将还从张子授业……不止再为师弟，而且三为师弟焉。”文社社友柴绍炳，与陆圻同为“西泠十子”，平素多有诗文交流。柴氏及其夫人连患重疾，为庸医所误，经过陆氏精心诊治，终起沉疴，柴氏感佩陆氏医术而从此学医。陆圻不仅参与文士之间的交游活动，也与当时著名医家交往频繁。明末医家黄承昊，晚年集医学资料及平生心得编成《折肱漫录》。陆氏为之序，并赞其“覃精桐跗之元，钩智阳里之秘”，欲“执弟子礼请见先生，尽发其所藏”，可惜暗斋先生已逝。江西医士朱辅元，为丹溪后裔，陆氏曾亲身体会他的高明医术。徽州医者刘默生、何嗣冲，精通医道，钱塘医家张遂辰及其弟子沈亮辰，精医善易，与陆氏均有深入交往。陆氏在《谢张卿子》诗中云：“方多仲景经中秘，书向留疾把上逢。消渴况邀仙掌露，便应黄发老相从。”在赞赏张遂辰医术的同时，表达了长期交往的意愿。这些文士、医家之间的交流联系，为钱塘医家学派的形成奠定了最初的基石。

在钱塘医学发展过程中，有直接师承关系的父子、师徒，则形成稳定的学脉关系，进一步发展而成钱塘医家学派。仁和倪朱谟所著《本草汇言》，卷首有名单二份，倪氏附有小结曰：“诸贤产自南北，皆万历时人，一时名俊省儒，深明砖医者。……台号台讳，逐条填注，今总录于首章，以志源流，知所自来者。”反映了当时钱塘医学之盛，医家之众。名单前部为“师资姓氏”，共十二人，其中杭人五：仁和马更生，钱塘卢复、卢子颐，仁和潘楫，杭州陈石芹；虽非杭人而长期生活杭州者三人：徽州王继鼎、方谷，余姚张遂辰。另有“同社姓氏”一百三十六人，其中杭人六十八。称师资者，倪氏尊为师长；称同社者，志趣相投结为社友。于此可推求有师承关系的钱塘医家有：卢复、卢子颐父子，张遂辰，王继鼎，潘楫，方谷、方隅父子，加上倪朱谟、倪洙龙父子。诸医家各有系属，又多交往交流，构成钱塘医派早期的骨干和核心，开创了钱塘医学繁荣之世。

4. 从陆圻医术看钱塘医学传承

钱塘医家精于医疗，善于著述，非常重视经典的学习和应用。运用经典理论阐述医理，是陆圻医著的重要特点。周笙在《医林口谱六治秘书·自序》中云：“武林陆丽京先生，悯人疾苦，乃成斯论，阐前贤之心法，示后学以一隅，学医者必读之书也。”其阐述的前贤心法的核心，即是《难经》《黄帝内经》《伤寒论》《金匮要略》等书中的经典理论。对经典的整理研究，则首推张遂辰。张氏在《伤寒论》研究中首倡“维护旧论”，提出应维护《伤寒论》原有编次，运用《黄帝内经》《难经》理论注解《伤寒论》，从临床角度验证经典理论，明辨其义。张遂辰在临床和讲学过程中，还培养了一批学验俱富的弟子，以张志聪和张锡驹成就最高。正是此“二张”承袭并发展了他的学术思想，从而构建了钱塘医派“尊经维旧”的治学特色。对经典的整理发挥，卢复、卢之颐父子起到关键作用。卢复所著《芷园医种》，在“医经种子”中收入《神农本草经》《难经》，在“医论种子”中收入《伤寒论》《金匮要略》，在“医方种子”中分析经方。卢之颐在“尊经复古”的基础上，对《黄帝内经》《伤寒论》《金匮要略》《神农本草经》做了大量的注释发挥，形成了钱塘医派主要的治学方向。

钱塘医家大多扎根于临床，以医术高超，善治疑难病证而闻名于一时。四诊合参，辨证精细，是钱塘医家治病之诀要。陆圻善疗杂病，以望色诊脉而屡起沉疴。如治张尹来太夫人，伤寒十八日，身发寒厥，懵不省人，家人已备后事。陆氏望其面色黄白而明爽，知其尚可救治，诊其脉左三部及右寸尺皆微弱，独右关一部弦滑数倍以上，断为痰证，先投清热化痰药挫其病势，再用独参汤并劝进粥以养胃气，终使病情得以转机而愈。张遂辰善治伤寒，以辨舌切脉而出奇制胜。如治塘栖妇人伤寒，十月热不得汗。有认为饮锦黄下之，主人慎而延遂辰脉之，曰："脉强，舌黑而有光，投锦黄为宜。此人舌黑而润，此附子证也，不汗者气弱耳，非参、芪助之不可。"一剂汗出而愈。

治取中庸，善制新方，则体现了钱塘医家师古而不泥的治疗特色。陆圻认为，治病需脉证合参，"是实热则用河间，果系虚羸即施东垣，宜汗下即用子和，真湿热乃任丹溪"，与后世钱塘医派强调治病宜取"中庸"而不偏倚的观点一脉相承。陆圻还认为，应根据临床实际情况灵活运用成方，避免遣方用药漫无所主，又偏有所宗的弊端，正合"成方不足重，用药实为难"之义。他在补中益气汤的基础上创制良相调元汤，用于心气不足、下焦肝肾俱虚者，在清暑益气汤的基础上创制河朔避暑饮用于调理夏月暑病，均取得了良好的临床疗效。

总之，明末清初以陆圻为代表的钱塘医家，以弃儒行医的人生轨迹开创钱塘医学文化，以隐匿山林的人生转折产生钱塘医学嬗变，以稳定的学脉形成钱塘医家学派，以高超的医术开启钱塘医学盛世，为康乾时期钱塘医派的繁荣奠定了基础。

《浙派中医丛书》总书目

原著系列

格致余论
局方发挥
本草衍义补遗
丹溪先生金匮钩玄
推求师意
金匮方论衍义
温热经纬
随息居重订霍乱论
王氏医案·王氏医案续编·王氏医案三编
随息居饮食谱
时病论
医家四要
伤寒来苏全集
侣山堂类辩
伤寒论集注
本草乘雅半偈
本草崇原
医学真传
医贯
邯郸遗稿
重订通俗伤寒论
规定药品考正·经验随录方
增订伪药条辨
三因极一病证方论
察病指南
读素问钞
诊家枢要
本草纲目拾遗
针灸资生经
针灸聚英
针灸大成
灸法秘传
宁坤秘笈
宋氏女科撮要
宋氏女科·产后编
树蕙编
医级
医林新论·恭寿堂诊集
医林口谱六治秘书
医灯续焰
医学纲目

专题系列

丹溪学派
温病学派
钱塘医派
温补学派
绍派伤寒
永嘉医派
医经学派
本草学派
伤寒学派
针灸学派
乌镇医派
宁波宋氏妇科
姚梦兰中医内科
曲溪湾潘氏中医外科
乐清瞿氏眼科
富阳张氏骨科

品牌系列

杨继洲针灸
胡庆余堂
方回春堂
浙八味
王孟英
楼英中医药文化
朱丹溪中医药文化
桐君传统中药文化